Aromen und Liquids

Reihe 21. Jahrhundert

ebuch.me

Wer heute Koch werden will, der sollte beizeiten
Chemie studieren.

www.aphorismen.de

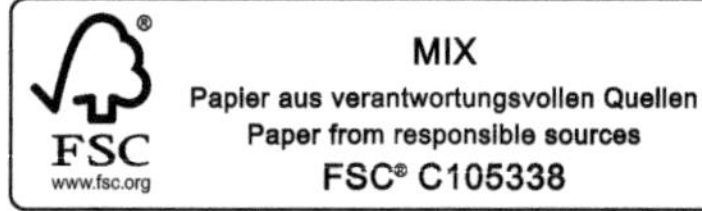

Harry Stiehl

Aromen und Liquids

Liquids für e-Zigaretten selber mischen

Bibliografische Information der Deutschen Nationalbibliothek. Die Deutsche Nationalbibliothek verzeichnet diese Publikation in der Deutschen Nationalbibliografie; detaillierte bibliografische Daten sind im Internet über http://dnb.d-nb.de abrufbar.

Wo eine geschlechtsspezifische Sprachform gewählt wurde, sind immer beide Geschlechter gemeint.

Was zum Zeitpunkt der Entstehung dieses Buches als gesichert gilt, kann zu einem späteren Zeitpunkt durch neue Erkenntnisse überholt sein.

Die Homepage der Buchreihe findet sich unter www.ebuch.me Redaktion: Marika Krücken, Umschlaggestaltung: Social Softwork GmbH www.social-softwork.com. Die des Buches unter www.liquid-alchemie.de

Über dieses Buch:

Dieses Werk richtet sich an fortgeschrittene Dampfer. Wer sein Liquid für e-Zigaretten selber mischen möchte, der hat mit diesem Buch eine fundierte Anleitung.

In 4 Stufen nimmt der Autor, Chemiker von Beruf, die Mischer an die Hand. Vom Anfänger, der fertige Liquids aufpeppen möchte, bis zur Königsklasse der Alchemie.

Der praktische Ratgeber klärt nicht nur über Ingredienzen und Sicherheitsmaßnahmen auf, sondern zeigt einfache Möglichkeiten zum Ausrechnen der Komponenten ...und...und..und.

Danksagung

Mein Dank gilt folgenden Personen und Webseiten:

Meiner Frau für die Unterstützung im Kampf mit der deutschen Rechtschreibung, Tipps und sowieso und überhaupt …

Dem Verlag Social Softworks und dessen Mitarbeitern für die Möglichkeit dieses Buch in der jetzigen Form in Händen zu halten und die Arbeit, die sie in dieses Projekt gesteckt haben. Insbesondere der Verlegerin Sandra Ravioli für das in mich gesetzte Vertrauen sowie die vielen interessanten Anregungen und kurzweiligen Gespräche, nicht nur über das Dampfen.
Der Seite Dampfzeichen.de und ihrem Autor AlexTM für viele interessante Anregungen und Fakten sowie das Vorbild für dieses Schriftstück.
Dem Forum Liquid-Gespräche und dessen Mitgliedern für ehrliches Lektorat, hilfreiche Tipps und jede Menge Aufmunterung.
Dem e-rauchen-forum.de als Ganzes für viele allgemeine Tipps ums eRauchen und Hilfe bei den ersten Schritten hierzu, sowie der Administratorin Kirsten und den Mitgliedern Marlboro-Man, Sommerwind, tsange, Herkules4, paulinchen, toska, Dragonion und AlexTM für viele sachbezogene Informationen über das Mischen bzw. verschiedene Inhaltsstoffe.
Des Weiteren Buster für das Lektorat der freien Ausgabe.
Dem vapers-forum.com und seinen Mitgliedern für einen tiefen Einblick in die Welt des Dampfens und des Liquidmischens jenseits des Atlantiks.

Dem Forum e-cigarette-forum.com für reichhaltige Informationen bezüglich bestimmter Aromen und Inhaltsstoffe.
Den Seiten j-lorber.de, vwr.com, pharmacie-vivre-sans-tabac.ch, www.chemicalbook.com, wikipedia.de und code-knacker.de für stoffspezifische Daten und materialwissenschaftliche Fakten.
Meinen ChemielehrerInnen und Professoren an der HHU Düsseldorf, die meine Faszination für die Chemie stets gefördert haben.

Inhalt

Vorwort

Als Kettenraucher konnte ich mir jahrelang keine Alternative zum Rauchen vorstellen. Doch eines Tages probierte ich die elektronische Zigarette und war von der Alternative zum Glimmstängel begeistert. Neben dem richtigen Equipment (was auf keinen Fall Minizigaretten sind) benötigt man vor allem eines: leckeres Liquid. Das Mischen will gelernt sein.

Harry Stiehl, Chemiker von Beruf und selber Dampfer, bietet mit seinem Ratgeber einen professionellen Einblick in die Welt der Aromen und des Liquidmischens.

Ich wünsche allen Lesern viel Spaß in der Welt der Alchemie für Dampferliquids.

Sandra Ravioli im Herbst 2011

Verwendete Begriffe und Abkürzungen

Nikotinbasis: Nikotinlösung ohne Aromen

Nonic/ 0er-Basis: Nikotinfreie Lösung ohne Aromen

EW: Einweg-

MW: Mehrweg-

PG: Propan-1,2-diol oder auch Propylenglykol

VG: Pflanzliches Glycerin

PEGx: Polyethylenglykol

VD: Verdampfer

DIY: Do-it-yourself (Mach-es-selbst)

Basis: Mischung aus PG/VG/Wasser, in die Nikotin
          und Aromen gegeben werden.

6 Gründe für das Selbermischen

Das elektrische Rauchen oder besser formuliert, das Dampfen kommt immer mehr in Mode. Neben den gesundheitlichen Vorzügen des Nichtrauchens sind es die laufenden Kosten und die geschmackliche Vielfalt, die ehemalige Tabakkonsumenten zum Dampfen animieren. Der Markt für fertige Liquids ist reichhaltig. Viele Geschmacksrichtungen von Tabak über Kümmel bis Zuckerwatte werden von diversen Händlern in den verschiedenen Stärken angeboten. Aus diesem Grund mag sich manch einer fragen, warum man selber mischen soll. Hier sind die wichtigsten Gründe, warum man sich mit dem Selbermischen befassen sollte:

Lieferantenengpässe abfedern

Ich denke, es gibt kaum einen Dampfer, dem es nicht irgendwann schon mal passiert wäre, dass der Lieferant seines Vertrauens das geliebte oder „das-wollte-ich-doch-auch-mal-probieren" - Liquid genau zu dem Zeitpunkt der Bestellung nicht vorrätig oder nur in einer falschen Nikotinstärke hatte. Man musste sich überlegen, ob man es mit einem anderen Liquid versucht oder irgendwo anders bestellt.

Durch Selbermischen kann man einen falschen Nikotinanteil auf das gewünschte Niveau bringen oder sein eigenes Lieblingsliquid zusammenrühren. Und da gerade beim Mischen mit Aromen die Mindestbestellmengen der Lieferanten schon mal für mehrere 100 Milliliter reichen, ist die Vorratshaltung relativ unkompliziert.

Geld

Verglichen mit dem Rauchen ist das Dampfen mit Fertigliquids schon um einiges günstiger. Man kann beim Mischen noch einmal den Preis spürbar drücken. Die Preise von Fertigliquids mit hohem Nikotingehalt (16-18mg) bewegen sich im Bereich von 0,30 bis 0,99 € pro Milliliter. Selbstgemacht liegt man für vergleichbare Liquids meist im Bereich von 0,10 bis 0,20 € pro Milliliter. Eine detaillierte Kostenanalyse findet man auf www.dampfzeichen.de.

Der spezielle Geschmack

Auch wenn, wie eingangs geschrieben, ein riesiger Berg verschiedener Fertigliquids auf probierfreudige Dampfer wartet, sind doch gewisse Geschmacksrichtungen nicht abgedeckt oder man dampft eine Sorte und denkt: „Wenn das jetzt noch ein wenig mehr nach Nuss schmecken würde …"

Genau hier hilft nur selber mixen. Zwar bieten manche Händler und Fabrikanten auch einen Mischservice an, lassen sich diesen aber natürlich extra bezahlen oder fordern eine gewisse Mindestbestellmenge. So sitzt man dann im schlechtesten Fall vor 50 Millilitern Liquid, welches leider doch nicht wie erwartet schmeckt und man fragt sich ernsthaft, ob man nicht besser die Flasche in den Ausguss kippt, statt in den nächsten Wochen nur noch mit nüchternem Magen zu dampfen.

Aroma statt Nikotin

Wer Freude am Kochen oder in seiner Jugend enthusiastisch mit dem Chemiebaukasten gespielt hat, findet mit Sicherheit schnell Gefallen am Herumfeilen an Geschmack, Flash und Dampfleistung der Liquids. Und Spaß soll es auf jeden Fall machen. Es ist auch immer nur so kompliziert, wie man es sich macht. Dampfer, die mit diesem Thema noch gar nicht in Berührung gekommen sind, können zunächst mit fertigem Liquid üben, das bei weitem mehr Fehler verzeiht als die Königsklasse.

Viel Vergnügen beim Lesen und Erfolg beim Kochen

Was ist drin im Liquid

Alle Liquids sind vom Grundprinzip gleich aufgebaut. Hauptbestandteil der Trägersubstanz sind entweder PG, VG oder PEGx rein, miteinander vermischt oder mit Wasser versetzt.

PG: Propylenglykol ist die am meisten verbreitete Trägersubstanz. Es ist relativ günstig (8-20€ für 1 Liter), leicht zu handhaben, hat etwa die gleiche Konsistenz wie Wasser und ist als Lebensmittelzusatz E1520 sowie in Kosmetika sehr erprobt. Was bei manchen Mischungen jedoch negativ auffällt, ist der süßliche Eigengeschmack von PG, welches häufig als Süßalkohol bezeichnet wird.
Bei der Verwendung in elektrischen Zigaretten wird damit verhältnismäßig wenig Dampf produziert.

VG: Glycerin pflanzlicher Herkunft ist die zweite häufig verwendete Trägersubstanz. Sie schmeckt eher dumpf und ist nicht so süß wie PG, jedoch im Handling komplizierter, da es äußerst dickflüssig ist (vergleichbar mit Tapetenkleister). Aber versetzt mit bis zu 20% Wasser oder leicht erwärmt, wird es dünnflüssiger und damit leichter zu handhaben. Man kann es schon mit ca. 15% Wasser kaufen. Preislich liegt es nur wenig über PG (8-25€ pro Liter).
Liquids, die mit einem hohen Anteil an VG erstellt

werden, brauchen erfahrungsgemäß mehr Aroma - da sie durch das VG etwas gedämpft werden - und müssen länger reifen. Nach meiner Erfahrung mindestens eine Woche.

PEGx: Polyethylenglykol ist ein Stoff, der aus vielen Ethylengruppen zwischen zwei Alkoholgruppen besteht. Anstelle des X steht eine Zahl, z.B. 400. Diese gibt das Molekulargewicht des einzelnen Polymers an und damit indirekt wie viele einzelne Ethylengruppen ein Molekül bilden.

Es ist relativ reaktionsträge (verändert sich chemisch kaum) und bis zu einer Temperatur von 150°C stabil. Darüber hinaus zersetzt es sich zu Kohlenmono - und - dioxid sowie Wasser. Es ist hygroskopisch wie PG und wird wie selbiges in Kosmetika und Medikamenten verwendet. Sein Geschmack ist leicht säuerlich-bitter und es hat keinen wahrnehmbaren Geruch. Der Geschmack des entwickelten Dampfes erinnert sehr an medizinisches Desinfektionsmittel, was einen stark an Zahnarztbesuche denken lässt. Dieser Geschmack setzt sich häufig auch gegen starkes Aroma durch. Eine Mischung mit VG bietet sich daher an, da so dieser Eigengeschmack etwas abgemildert wird.

PEG hat die Eigenschaft Zellmembranen durchlässiger

zu machen, was im Falle von Hautkontakt mit Liquid bedeutet, dass das Nikotin schneller in größeren Mengen aufgenommen werden kann. Daher ist hier mehr Achtsamkeit geboten.

Üblicherweise wird bei Kaufliquids PEG400 verwendet, welches der Konsistenz von PG ähnlich ist. Verglichen mit den anderen Basisstoffen, ist es spürbar teurer (19-28 € pro Liter). Von den drei Trägerstoffen ist die Dampfentwicklung eindeutig am stärksten.

Anderes: Hinzugefügt können entweder Wasser oder Alkohol bzw. Spirituosen. Meine Empfehlung geht eindeutig zu Wasser und bei Alkohol sollte man klare Varianten wie Korn oder Wodka verwenden, da dunkle Sorten häufig Zucker und Aromastoffe enthalten. Keinesfalls vergällten Alkohol - sprich Brennspiritus - verwenden.

Alkohol (bzw. Ethanol) kann die Löslichkeit verschiedener Substanzen verbessern, wodurch sich die einzelnen Bestandteile gleichmäßiger im Liquid verteilen. Wasser hingegen mildert die austrocknende Wirkung von PG, VG und PEG ab. Beide Zusätze erzeugen keinen Dampf und verringern mit steigendem Anteil die Dampfmenge.

Um die Verdampfer nicht über Gebühr zu belasten,

sollte die Summe an Alkohol und Wasser nie mehr als 15% betragen.

Wichtige erste Hinweise

Sicherheit Beim Arbeiten mit Liquid und dessen Bestandteilen (insbesondere dem giftigen Nikotin) ist Sorgfalt geboten, da der Otto-Normal-Dampfer keine Möglichkeit hat, seine Werke zu kontrollieren, bevor diese in den Verdampfer kommen. Zwar wird niemand ernsthafte Schäden erleiden, wenn man sich um einen Tropfen 9mg/ml Liquid verzählt, aber bei den teilweise erhältlichen Nikotinlösungen mit 100mg/ml oder mehr können die Folgen eines Irrtums tödlich sein.

Für Menschen wird die Letaldosis Nikotin bei Verschlucken oder Kontakt mit der Haut mit weniger als 1mg / kg Körpergewicht angegeben. Das bedeutet nicht nur, dass sämtliche Nikotinlösungen unzugänglich für Kleinkinder aufbewahrt werden müssen, sondern auch, dass alle Geräte, die zum Mischen verwendet wurden, gründlich zu säubern sind. Zudem darf man das Händewaschen nach dem Liquidkochen nicht vergessen, selbst wenn man dabei Handschuhe getragen hat.

Nikotin ist für Haustiere wie Hunde, Katzen oder Hamster ebenfalls giftig. Daher ist es von entscheidender Bedeutung, diese vom Arbeitsplatz fernzuhalten, am besten durch das Ausschließen aus dem Raum.

Wenn man verschiedene Aromen mixt, sollte man Vorsicht walten lassen. Die verwendeten

Aromenlösungen sind meist hochkonzentriert und können bei unverdünntem Konsum gesundheitsschädlich sein. Die Dosis macht das Gift. Im Internet findet man Videos von ziemlich fragwürdigen Selbstdarstellern, die versuchen eine unverträgliche Menge Gewürze (Esslöffel voll Zimt) auf einmal zu essen. Meist nimmt es ein abruptes und wenig erbauliches Ende über der Toilette. Bei den Aromen, mit denen beim Liquidkochen gearbeitet wird, entspricht eine solche Menge an Gewürzen lediglich einigen Tropfen Aromalösung, teilweise noch weniger. Dass das Trinken solcher Flüssigkeiten keine gute Idee sein kann, sollte an dieser Stelle klar sein.

Insbesondere Aromen wie Chili oder Pfeffer können extrem gefährlich werden, aber eine bisher nicht festgestellte Allergie kann auch bei anderen Aromen ernsthafte Folgen haben. Daher gilt auch hier das RTFM („Lies das verdammte Handbuch") und den Angaben des Herstellers Folge leisten - die haben sich was dabei gedacht. Und selbstredend gehört auch davon nichts in Kinderhände.

Hygiene Dieser Aspekt fällt eigentlich in den Bereich Sicherheit, ist jedoch so relevant, dass ich ihn mit einem gesonderten Punkt bedenke.

Liquids werden inhaliert und dringen damit tief in die Lunge ein, einem sensiblen Teil des Körpers. Während beim Verzehr häufig die Magensäure allfälligen Krankheitserregern ein Ende setzt, fehlt in der Lunge ein derart effektives Abwehrsystem. Daher ist es sehr wichtig, eventuelle Keime gar nicht ins Liquid hineingeraten zu lassen. Zwar besitzt PG als eines der Hauptbestandteile eine keimhemmende Wirkung, aber wenn in der Liquidflasche aufgrund von Verunreinigung bereits eine Kolonie Keime herangewachsen ist, bedeutet dies eine signifikante Gesundheitsgefahr. Daher sind auch hier einige Maßnahmen wichtig, um dieses Risiko so weit es geht zu minimieren:

- Vor dem Mischen Hände waschen, besser noch desinfizieren und/oder saubere Handschuhe tragen.

- Liquidbehälter und Abmesswerkzeuge entweder steril kaufen oder sterilisieren.

- Benutzte Liquidbehälter entweder sterilisieren oder entsorgen.

- Liquids an einem sauberen Ort mischen, Arbeitsfläche vor der Arbeit kurz sterilisieren.

Das Sterilisieren/Desinfizieren kann auf verschiedene Weise praktiziert werden:

Thermisch: Dies bietet sich bei allen Gegenständen an, die direkt mit dem Liquid in Kontakt kommen und die man nicht mit chemischen Desinfektionsmitteln verunreinigen möchte. Am einfachsten ist hier ein Bad in heißem Wasser.

Bereits bei über 70°C werden alle für den Menschen potenziell **gefährlichen Keime** abgetötet. Diese Technik wird unter anderem auch im Trinkwasserbereich angewendet. Metallische Gegenstände können auch über einer Flamme erhitzt werden.

Chemisch: Für alles andere – wie z.B. die Arbeitsfläche – ist diese Methode sicher passender. Ich persönlich halte wenig von vielen angebotenen Desinfektionsreinigern, insbesondere deshalb, weil sie in der Kritik stehen, allergieauslösende Stoffe (u.a. Phenole und Formalin) zu beinhalten.

Brennspiritus und Isopropanol (aus der Apotheke) besitzen ebenfalls eine ausgezeichnete keimtötende Eigenschaft, sind günstig und weit weniger riskant für die Gesundheit. Einfach die zu reinigende Fläche mit dem Mittel benetzen und mit einem sauberen feuchten Tuch abreiben.

Haltbarkeit von Liquids Diese Frage beschäftigt viele Dampfer, die sich in den einschlägigen Internetforen bewegen und das Thema taucht in unregelmäßigen Abständen beharrlich immer wieder auf. Dies ist nur allzu verständlich, da viele e-Raucher zu Hamsterkäufen neigen, was insbesondere der Sorge um einen Lieferengpass im Bedarfsfall geschuldet ist.
So steht der Konsument im Spannungsfeld zwischen sicheren Vorräten und dem Problem, am Ende literweise

abgelaufenes Liquid entsorgen zu müssen.

Manche Hersteller versehen die Liquids, Aromen und Nikotinbasis mit einem Mindesthaltbarkeitsdatum, im Regelfall 1-2 Jahre. Andere Hersteller verzichten darauf. Dies bringt uns nun zu der Frage, wie lange Liquids wirklich haltbar sind.

Die Antwort darauf ist: bei richtiger Handhabung und Lagerung wahrscheinlich unbegrenzt. Gründe hierfür sind folgende Fakten:

- Weder die Trägerstoffe noch das Nikotin sind eine mögliche Lebensgrundlage für Keime. Propylenglykol wird sogar häufig als Konservierungsmittel eingesetzt. Auch die meisten Aromastoffe sind als Nährboden für Mikroorganismen ungeeignet, und selbst wenn ein Keim von den Aromastoffen leben könnte, ist der geringe Anteil hiervon im Liquid nicht ausreichend, um eine starke Belastung herbeizuführen.

- Als einzige Möglichkeit für einen Verfall des Liquids bleibt also nur eine chemische Umwandlung der Bestandteile. Da diese an sich jedoch chemisch relativ stabil sind, braucht es hierzu äußere Einflüsse in Form von Energie. Diese kann in Form von Wärme oder Licht an das Liquid gelangen. Lagert man die Liquids kühl und dunkel, ist auch diese Möglichkeit auf ein Minimum reduziert.

Allerdings ist für das Mischen von Liquids zu einem bestimmten Zeitpunkt Wärme unabdingbar. Hierauf wird in den entsprechenden Kapiteln eingegangen.

Unter gewissen Umständen kann Licht förderlich sein. Hierzu aber später mehr.

24

Gut Ding braucht Weile

Bevor auf die einzelnen Mischertypen im Detail eingegangen wird, soll an dieser Stelle eine wichtige Information stehen, die für alle Mixer wichtig ist, insbesondere für diejenigen, die mit Aromen arbeiten:

<u>Liquidmischungen müssen reifen!</u>

Auch wenn man gespannt auf das Ergebnis ist, sollte man der Mischung mindestens eine Nacht lang Zeit geben, sich in Ruhe ihrem Endzustand zu nähern. Besser noch mehrere Tage. Es bringt nichts, das gerade angerührte Liquid in den Verdampfer zu kippen, egal wie sehr man geschüttelt hat. Die Aromen setzen sich mit der Zeit und damit ändert sich der Geschmack radikal. Bei bereits fertigen Liquids, die untereinander gemischt werden, reichen meist einige Stunden. Diese Zeit sollte man tunlichst abwarten, bevor man sich ein Bild vom Ergebnis machen will.

Zu beachten ist hierbei, dass die Reifung bei 20-30°C stattfinden muss. Eine Lagerung im Kühlschrank ist somit nicht nötig, sondern kontraproduktiv. Bei den dort herrschenden Temperaturen findet keine Reifung statt. Details hierzu sind im entsprechenden Unterpunkt aufgeführt.

Einteilung der Mischer in Klassen

Es gibt im Internet mittlerweile eine signifikante Anzahl von Anleitungen und Hilfestellungen für das Selbermischen von Liquids. Darunter sind gute und ausführliche Varianten, die dem geneigten Leser eine Menge intellektuelles Rüstzeug an die Hand geben und andere, eher grob gestaltete, die für erste Schritte ausreichend sind.

Beides hat seine Berechtigung und so soll hier der Spagat versucht werden, beide Extremfälle und das Zwischenliegende gleichberechtigt zu betrachten. Zu diesem Zweck wird hier nun eine Einteilung der verschiedenen Mischertypen vorgenommen, um ihnen adäquate Informationen zukommen zu lassen, ohne sie mit zu vielen zu erschlagen. Die einen brauchen Equipment, welches für die anderen uninteressant ist. Hier also die Klassen:

I. **Anfänger:** Diese Gruppe von Mischern mixt fertige Liquids mit konstantem Nikotingehalt, aber unterschiedlichem Aroma.

II. **Fortgeschrittene:** Hier wird mit fertigen Liquids gearbeitet, jedoch mit unterschiedlicher Nikotinstärke.

III. **Meisterklasse:** An dieser Stelle kommen einfache Aromenzubereitungen und niedrigprozentige Nikotinbasen zum Einsatz.

IV. **Königsklasse:** Arbeiten mit hochkonzentrierten Aromalösungen und potenziell tödlichen Nikotinbasis-Konzentrationen

Es wird empfohlen diese maximal 4 Stufen nur schrittweise und in Reihenfolge abzugehen, um so die eigene Neigung und Fertigkeit stufenweise zu testen und selbst zu erfahren. Es bringt nichts Gutes, wenn sich ein potenzieller Mischer direkt mit Nikotinbasis über 24 mg eindeckt, nur um dann zu merken, dass das diffizile Handling und die damit verbundene Mathematik so gar nicht sein Fall ist.

Außerdem kommt der Mischer, der mittlerweile bestens geübt ist, im Runtermischen von absurd hohen Nikotinkonzentrationen wieder an den Punkt, an dem er selbstgebraute Liquids genau wie ein Anfänger miteinander mischt.

Mischen für Anfänger

Wie beschrieben, handhaben wir hier nur fertige Liquids mit gleichem Nikotingehalt. Dies hat den Vorteil, dass man nicht wirklich rechnen muss und die Ausstattung sich in überschaubare Grenzen hält.

Vorteil des Mixens von fertigen Liquids kann sein, dass man entweder neue Geschmacksrichtungen ausprobieren oder eventuelle Fehlkäufe abfedern kann. Wenn man z.B. ein Liquid gekauft hat, welches man vorher nicht kannte und beim ersten Antesten erkennt, dass es völlig am eigenen Geschmack vorbeigeht, muss man es nicht gleich wegkippen oder nach einem Abnehmer suchen. Geringe Mengen in ein anderes Liquid einzumischen, kann im besten Fall ein neues, interessantes Geschmackserlebnis bieten oder zumindest helfen, das ungeliebte Zeug schmerzfrei wegzudampfen.

Rüstzeug Um das Liquid aus der Flasche zu bekommen haben sich handelsübliche Einwegspritzen mit Kanülen bewährt. Letztere sollten mindestens 1mm Durchmesser haben, damit das Liquid leicht aufgezogen werden kann. Für sauberes Arbeiten rate ich dazu, für jedes Liquid eine eigene Kanüle zu benutzen und diese etwa alle 2 Wochen gegen eine neue auszutauschen. Die Spritzen kann man kalt auswaschen, anschließend in Alkohol desinfizieren und etwa 4 Wochen verwenden.

Von Heißwasserreinigung ist abzuraten, weil dies der Kunststoff auf Dauer nicht mitmacht.

Wer auf kindersichere Aufbewahrung achten muss, sollte die Mischung in Sicherheitsflaschen umfüllen.

Vorsicht vor unterschiedlichen Nikotinangaben

Die am weitesten verbreitete Angabeform für den Nikotingehalt eines Liquids ist Milligramm pro Milliliter, oder kurz mg/ml. Eine andere Möglichkeit, die Konzentration anzugeben, ist die Verwendung von Prozent. Jedoch sind diese Zahlen nicht gleich, sondern um den Faktor 10 kleiner. Dies bedeutet, dass ein Liquid mit 18mg/ml den gleichen Nikotingehalt hat wie ein Liquid mit der Aufschrift 1,8% Nikotin.

Dies zu wissen, kann je nach Anbieter wichtig sein. Mancher Händler scheint sich dieser Tatsache nicht bewusst zu sein. Anders ist es kaum zu erklären, dass ich auf einem Treffen mit anderen Dampfern von einem Neuling eine Schachtel mit Depots in die Hand gedrückt bekam, worauf der Nikotingehalt mit 7% angegeben war. Das würde einer Konzentration von 70mg/ml entsprechen. Kein noch so starker Raucher könnte von einem solchen Liquid auch nur einen Zug nehmen, ohne ernsthafte Anzeichen einer Überdosis zu entwickeln.

Ein vorsichtiger Testzug ordnete diese Depots eher bei geringer Stärke ein, sodass die Vermutung naheliegt, dass es sich vielmehr um 7mg/ml oder 0,7% Nikotin handelte. Aber mit Sicherheit kann das niemand sagen. Mein Rat daher: Wenn einem Händler unterkommen, die solche offensichtlich falsch deklarierten Liquids oder Depots anbieten, dann sollte man von diesen Leuten nichts kaufen. Liquidhändler sind meiner Meinung nach in der Verantwortung, über ihre Waren kompetent Auskunft geben zu können.

Gefahren Bei der Arbeit mit Nikotin sollten Handschuhe getragen werden. Entweder als Einweghandschuhe oder in Form von Spülhandschuhen. Die Spülhandschuhe sollten nur für diese Arbeiten reserviert sein und danach ebenso wie die Hände gründlich gereinigt werden. Wer Sorge hat, sich mit den Standardkanülen zu stechen, kann entweder stumpfe kaufen (teurer, schwerer zu beschaffen) oder die Spitzen mit einem geeigneten Werkzeug entfernen (Feile, Schleifgerät). *Bitte Kanülen nicht mit Zangen oder vergleichbarem Werkzeug abknipsen, da die abgetrennten Spitzen wegfliegen können und so für Augen eine erhebliche Gefahr darstellen!*

Fortgeschrittene Mischer

Liquids werden in verschiedenen Abstufungen zwischen Nonic und x-high angeboten und nach einigen Wochen wird jeder Dampfer seine bevorzugte Stärke gefunden haben. Aber wenn es diese z. B. wegen Lieferengpässen mal nicht fertig zu kaufen gibt - oder man ein wenig experimentieren will, um zu sehen, wie viel Nikotin man wirklich braucht - ist die Mischung von Nonic und einem nikotinhaltigen Liquid die beste Möglichkeit ans Ziel zu kommen. Das erfordert allerdings etwas Mathematik im Rüstzeug.

Mathe für Mixer

Nun ist der Punkt erreicht, an dem das Rechnen unumgänglich wird. Keine Sorge, es ist nicht kompliziert und es gibt Online-Rechner.

Aber zunächst einmal die Offlinevarianten: **Prozentrechnen**

Die für Mischer essenzielle Rechenart ist schnell erklärt. Sie geht davon aus, dass man alles in 100 gleiche Teile dividieren kann. Auf die Liquids bezogen lassen sich folgende Beispiele kreieren:

Bei 10ml Liquid ist 1% gleich 0,1ml. Sind es 65 ml

Liquid, so sind 10% hiervon 6,5ml.

Ein Liquid, welches zu gleichen Teilen aus 2 Liquids zusammengemischt wurde, besteht zu 50% aus dem einen und zu 50% aus dem anderen Liquid.

Das Mischungskreuz ist für Mischungen von zwei Lösungen unterschiedlicher Konzentrationen bestens geeignet und sehr anschaulich.

Hier ein Beispiel aus dem Dampferalltag:

Wir haben ein Liquid mit 16mg/ml und ein Liquid ohne Nikotin, also 0mg/ml. Ziel soll es sein, einen Nikotingehalt von 10mg/ml zu erreichen. Dies wird in folgender Weise aufgetragen:

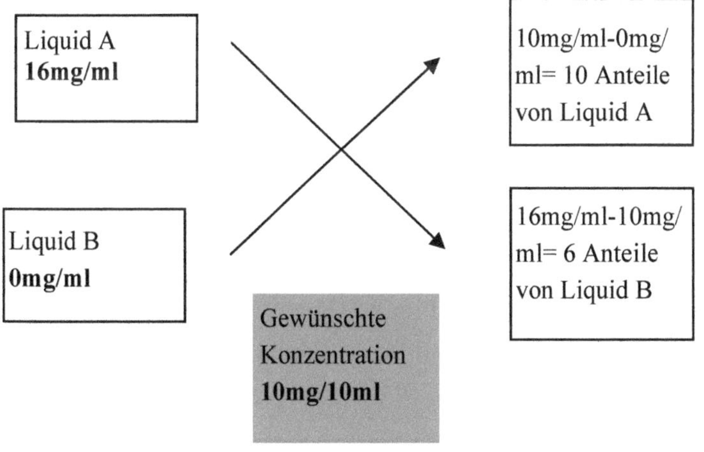

Aus dieser Berechnung ergibt sich also ein Verhältnis von 10:6 (16 Anteile gesamt) für die Mischung von Liquid A und B. Um also 20ml des 10mg/ml-Liquid herzustellen, müssen wir nun die 20ml durch die 16 Gesamtanteile dividieren, was 1,25ml ergibt.

Von Liquid A sind 10 Anteile berechnet, also 10x 1,25ml= 12,5ml von Liquid A nehmen.

Von Liquid B sind 6 Anteile berechnet, also 6x 1,25ml= 7,5ml von Liquid B nehmen. Beides zusammen ergibt 20ml eines 10mg/ml starken Liquids.

Es ist wirklich vorteilhaft, sich für die Berechnung das Kreuz aufzumalen, da es eine sehr plastische Methode ist.

Das Mischungskreuz funktioniert nur für Mischungen von zwei Flüssigkeiten und nur in eine Richtung.

Flexibler ist die **Mischungsgleichung**. Diese sieht so aus:

$$m_1 * c_1 + m_2 * c_2 = m_g * c_g$$

Auch hier gilt: Keine Panik, es ist weniger schlimm, als es aussieht. Dröseln wir das Monster mal in Ruhe auf.
M steht für Menge und c für Konzentration, also für den Nikotin-Gehalt. 1 und 2 sind die jeweiligen Startliquids und g das Mischungsergebnis. Nehmen wir auch hier

eine typische Mischerfrage aus dem Alltag als Beispielaufgabe:

Was bekomme ich als Resultat, wenn ich einfach 4 ml von dem 18mg/ml-Liquid und 1,5 ml von dem 24mg/ml-Liquid zusammenkippe?

Also rechnen wir folgenderweise:

4 ml * 18mg/ml + 1,5 ml * 24mg/ml = (4+1,5ml) * ?
72mg + 36 mg = 5,5 ml * ?
108mg= 5,5ml *?
108mg/ 5,5ml= ?
19,6 mg/ml= ?

Als Ergebnis können wir also vermelden, dass wir 5,5 ml eines 19,6mg/ml starken Liquids erhalten. Die Mischungsgleichung kann noch für andere Berechnungen herangezogen werden, aber das wird für das Liquidmischen seltener gebraucht und würde auch den Rahmen dieses Buches sprengen.

Wer keine Lust hat selbst zu rechnen, findet im Internet eine Menge Hilfsprogramme bzw. Hilfsdokumente. Hilfsdokumente sind üblicherweise Excellisten, in denen die oben aufgeführten Berechnungen für viele mögliche Varianten durchgeführt wurden.
Hilfsprogramme oder Nikotinbasis-Calculators gibt es einige sehr einfache und übersichtliche, welche für die Zwecke eines fortgeschrittenen Mischers völlig

ausreichend sind. Besonders bedienungsfreundlich finde ich den Rechner auf www.hbnweb.de/mathematik/ mischungsrechnen.html.

Rüstzeug Hier gibt es keinen erwähnenswerten Unterschied zu den Anfängern. Nur bei den Spritzen sollte man darauf achten, dass diese nicht zu grob skaliert sind, um die gewünschte Menge wirklich abmessen zu können.

Denn es ist von entscheidender Bedeutung, dass man mit den Spritzen genau abmessen kann. Wenn man eine neue Spritze das erste Mal mit Flüssigkeit befüllt, dann wird man darin eine Luftblase finden, welche das Messergebnis verfälscht und deshalb heraus muss. Allerdings erweist sich dies nicht immer als einfach. Entweder man bekommt nur die Flüssigkeit heraus oder spritzt diese durch den Raum.

Der einfachste Weg ist, die Luft aus der Spritze zu bekommen, etwas mehr Flüssigkeit und etwas extra Luft aufzuziehen. Dann drehen wir die Spritze mit der Nadel nach oben und drücken vorsichtig die gesamte Luft heraus. Die überzählige Flüssigkeit geben wir anschließend zurück in das Gefäß, aus dem wir sie entnommen haben. Wer bereit ist sein Geld sinnvoll zu investieren, der kann für seine Flaschen sogenannte Injektionsverschlüsse verwenden.

Dies sind Verschlüsse, die dicht sind und nur ein

winziges Loch für eine Kanüle haben. Man kann also die Flasche mit eingestochener Kanüle senkrecht mit der Öffnung nach unten halten, die Flüssigkeit in die Spritze ziehen und abschließend Luft und überschüssige Flüssigkeit wieder in die Flasche zurückgeben. Solange die Kanüle sauber ist, bleibt auf diese Art das Liquid mit Sicherheit frei von Keimen und Schmutz.

Von Baxa (einem Hersteller für Spritzen) gibt es die Baxa Systemverschlüsse, die es ermöglichen eine Injektionsöffnung ohne Kanüle zu verwenden. Allerdings ist das System nur für einige ausgesuchte Verschlussgrößen erhältlich und nicht kompatibel mit den Spritzen anderer Hersteller.

Abschließend, da ich es bei einem Mischerneuling gesehen habe:

Die meisten Spritzen sind so konstruiert, dass etwas Flüssigkeit in der Kanüle zurückbleibt. Dies ist so gewollt und gehört nicht mit in die Mischung.

Gefahren Auch wenn tödliche Folgen unwahrscheinlich sind, ordentliches und gewissenhaftes Arbeiten und Rechnen sind Pflicht, da sonst Überdosierungen beim Dampfen aufgrund von falschen Verdünnungen auf längere Sicht wahrscheinlich sind. Hinzu kommen die Gefahren der zuvor genannten Klasse.

Meister am Mischpult

An dieser Stelle beginnen wir wirklich mit dem DIY, also weg mit den fertig gekauften Liquids und ran an Aromen, Nikotinbasis und PG. Das Einzige, was uns hier noch von der Königsklasse trennt, sind die Konzentrationen, mit denen hier gearbeitet wird.

Wie schon geschrieben, ist Nikotin ein sehr gefährliches Gift und so sollte es auch bei jeder Konzentration behandelt werden. Aber es macht einen Unterschied, ob eine normal gebaute erwachsene Person einige Milliliter Lösung verschlucken muss, um eine tödliche Nikotindosis aufzunehmen, oder ob schon ein Tropfen auf der Haut gefährlich werden kann.

Daher wird hier die Grenze gezogen, und zwar bei Nikotinbasis von 36mg/ml und Aromen, die im einstelligen Prozentbereich angewendet werden sollen.

Auch wenn man bei jeder Mischerei mit Sorgfalt arbeiten sollte, verzeihen diese Arbeiten noch die meisten Fehler, die nicht aus grober Fahrlässigkeit resultieren, denn niemand bei klarem Verstand wird mehrere Milliliter Liquid versehentlich verschlucken. Eine eher wahrscheinliche Reaktion auf den stechend chemischen Geschmack von Nikotin ist Ausspucken und Ausspülen des Mundes, womit die größte Gefahr gebannt ist.

Um sich aber sicher beim Mischen zu bewegen, müssen zunächst einige Grundlagen verinnerlicht werden. Beginnen wir also damit.

In der Trägersubstanz werden die Aromastoffe und das Nikotin gelöst, ähnlich wie Kochsalz in Wasser.

Aromen können zunächst einmal alle Aromastoffe sein, die wasserlöslich (am besten auf PG-Basis) und als Lebensmittel zugelassen sind.
Das schließt folgende Stoffe aus:

- Duftöle
- Zubereitungen für Aromatherapien
- Ölhaltige Aromen
- Kräuter und deren unaufbereitete Auszüge
- Medizinische Wirkstoffe
- Parfüm oder andere Kosmetika
- Präparate der Alternativmedizin
- Gewürze und deren unaufbereitete Auszüge
- Pulverförmige Aromenzubereitung

Aromenzubereitungen unbekannter Zusammensetzung (z.B. aus der Backabteilung des Supermarktes)

Zuckerhaltige Aromazubereitungen sollte man meiden, da diese den Verdampfer durch karamellisierte Rückstände verschmutzen können.

Am einfachsten ist es, sich beim entsprechenden Anbieter über die Zusammensetzung der Aromen informieren zu lassen. Wenn dieser aus welchem Grunde auch immer keine Aussage treffen kann oder will: Finger weg! Es gibt genügend Aromaanbieter, die offen mit den Inhaltsstoffen ihrer Aromen umgehen, sodass man auf solche Experimente locker verzichten kann.

Diacetyl – ein Aroma sorgt für Diskussionen

Seit wenigen Jahren ist ein Aromastoff namens Diacetyl ins Gerede gekommen. Diacetyl ist ein seit den 1980ern verwendeter Aromastoff, der in geringen Konzentrationen einen süßen Buttergeschmack erzeugt. Als solcher wurde er unter anderem von Fabrikanten für Mikrowellenpopcorn in den USA verwendet.

Es wurde nun auffällig, dass unter den Arbeitern dieser Firmen eine Form der chronischen Bronchitis gehäuft auftrat, die zu einer Verhärtung des Lungengewebes führt und dadurch Kurzatmigkeit sowie krampfartigen Husten erzeugt.
Weitergehende Untersuchungen durch Experten wiesen bald auf Diacetylen als Auslöser hin. Bisheriger Stand der Untersuchungen hierzu ist, dass der Aromastoff beim Verzehr ungefährlich ist, jedoch beim Einatmen zu dieser Krankheit führt.

Bis heute sind mehr als 200 Fälle dieser als „Popcornlunge" bekannt gewordenen Erkrankung verzeichnet worden. Zumeist von Personen, die aufgrund ihrer Arbeit über Jahre verstärkt den Dämpfen von Diacetyl ausgesetzt waren, wie zum Beispiel Verpacker von Popcorn, Transporteure sowie Hersteller von Diacetyl und Personen, die sich über Jahre beinahe exklusiv von Mikrowellenpopcorn ernährt haben.

Als Reaktion hierauf haben einige Fabrikanten von Popcorn die Verwendung von Diacetyl eingestellt. Auch der italienische Aromenhersteller FlavourArts, welcher unter e-Rauchern sehr beliebt ist, reagierte sehr schnell und veröffentlichte in seinem Webshop gezielte Warnungen bei den entsprechenden Aromen (insbesondere Milch- und Butteraromen, aber auch beispielsweise Bieraroma). Besonders hart traf es die Dampfer, dass das unter diesen sehr beliebte Vanilla Tahiti ebenfalls Diacetyl enthielt. FlavourArts nahm die Diacetyl-haltige Variante aus dem Programm und ersetzte sie durch eine Variante, die sich deutlich in Geschmack und Farbe vom Vorgänger unterscheidet. Bisher hat es nicht die Beliebtheit seines Vorgängers erreicht, aber FlavourArts ist bisher nicht bereit gewesen, diese Änderungen zurück-zunehmen.

Bezüglich der Gefahr durch Diacetyl ist jeder Nutzer von eLiquids aufgefordert selbst zu entscheiden, inwieweit er sich das Risiko zumutet, diesen Aromastoff zu konsumieren. Ein vereinzelter Konsum ist sicherlich nicht übermäßig gefährlich für die meisten Konsumenten, allerdings sollten Personen mit chronischen Lungenleiden wie COPD diesen Stoff meiden.

Ein regelmäßiger und starker Konsum ist niemandem zu empfehlen, da die „Popcornlunge" nicht heilbar ist und es in Amerika bereits einige Todesfälle gab.

Roulette beim Aroma

Schon einige Male war in den verschiedenen Internetforen von folgenden „Mischversuchen" zu lesen:

„Hallo, ich habe folgende Idee gehabt: Ich nehme etwas PG und tue etwas Tabak/Kaffee/Cannabis/… hinein. Danach lasse ich es ziehen, um dann die erhaltene Lösung als Aroma an das Liquid zu machen."

Solche Ideen sind nicht zu befürworten. Naturprodukte wie die oben aufgeführten Substanzen enthalten weit mehr als nur Geschmacksstoffe. Am Beispiel Tabak seien mal die Stoffe aufgeführt, die zusammen mit den Geschmacksstoffen in das PG in unbekannten Mengen überwechseln können:

- Acetaldehyd
- Ammoniak
- Arsen
- Akrolein
- Benzol
- Blausäure
- Blei
- Cadmium
- Chrom
- Cyanide
- Dioxine
- Nitrosamine

- Nickel
- Nikotin
- Phenol
- Polonium
- Plutonium
- Toluol
- Und viele weitere mehr.

Jeder der hier aufgeführten Stoffe ist entweder giftig, krebserregend oder radioaktiv, teilweise auch alles gleichzeitig. Wer solche „Aromen" einsetzt, der kann auch gleich weiter rauchen.

Es ist zwar richtig, dass manche Aromen aus Pflanzen gewonnen werden, jedoch werden diese Auszüge aufwendig gereinigt und aufbereitet.

Wer also keine Wasserdampf- oder Hochvakuum-destillation durchführen kann, der sollte tunlichst keine Aromastoffe aus Naturprodukten lösen. Niemand weiß, was dabei alles mit in die Lösung wandert. Außerdem sind Tausende von Aromen für wenige Euros in für Dampfer ausreichenden Mengen von professionellen Herstellern und Händlern zu erwerben. Daher sehe ich keinen Grund für solche Experimente.

Verschiedene Basismischungen und deren Effekt

Grundsätzlich lassen sich die Komponenten der Liquid-Basis in unterschiedlichen Verhältnissen zusammen-mischen. Dies hat entscheidenden Einfluss auf das Dampfgefühl und die Eigenschaften des Liquids. Die geläufigsten Rezepturen hierbei sind die folgenden:

Reines (100%) PG: Wie unter 7.2 beschrieben, erzeugt diese Basis ein Liquid mit einem süßlichen Beigeschmack, welches mit relativ wenig Aroma auskommt und nur geringer Dampfentwicklung. Hinzu kommt, dass der Flash des Liquids merklich stärker ist und der Rachenraum durch die wasserbindende Wirkung des PG spürbar trocken wird.

Reines wasserhaltiges (85%) VG: Neben der zuvor beschriebenen starken Dampfentwicklung zeichnet sich diese Basis durch einen dumpfen Eigengeschmack aus, welcher den der anderen Bestandteile abmildert. Anstelle einer trockenen Kehle erzeugt diese Basis eine Art klebrigen Belag auf der Zunge. Auch der Flash ist vergleichsweise mild.Tanksysteme wie die ego-T haben erfahrungsgemäß große Probleme mit solchen Liquids, da bei solchen Geräten ein Nachflussproblem entsteht und der Verdampfer trocken läuft.

Ausbalancierte Mischung (50%PG/50%VG): Hier

wird nun eine Basis geschaffen, die versucht, die Vorteile beider Komponenten in einer Basis zu verbinden. Die Basis hat einen besseren Flash und deutlicheren Geschmack als VG-Liquids, kombiniert mit einer stärkeren Dampfentwicklung und weniger Rachentrockenheit als bei PG-Liquids. Es ist sprichwörtlich eine Kompromiss-Lösung.

Mischungen mit Wasser (z.B. 55%PG/35%VG/10% Wasser): Mittels des Wasserzusatzes wird das Liquid angenehmer zu dampfen, da die Austrocknung des Rachenraums und auch die Belagsbildung durch die VG -Dämpfe abgemildert sind.

Wir sehen also, dass wir verschiedene „Stellschrauben" haben, um den Grundcharakter unseres Liquids zu definieren. Es spricht nichts dagegen eine ganz persönliche Basis zu kreieren, die den eigenen Wünschen entspricht. Wer z.B. einen starken Flash bevorzugt, aber dem Austrocknen durch PG entgegenwirken will, der kann eine Basis mit einer Zusammensetzung von 85% PG und 15% Wasser wählen. Die Möglichkeiten sind vielfältig.

Zu Beginn sollte man entweder mit einer balancierten Mischung oder PG-Basis beginnen, da VG-Liquids relativ herausfordernd sind (wegen der langen Reifezeit und dem höheren Aromaanteil).

Basisarbeit Nun haben wir unsere Bestandteile des

Liquids vor uns und wir können mit dem Mischen anfangen. Bevor wir uns aber an die Aromen begeben, sollten wir die Nikotinbasis vorbereiten. Der geübte Dampfer hat nach kurzer Zeit die Erfahrung, welche Nikotinstärke für ihn geeignet ist. Also spricht nichts dagegen, die erhaltene Menge der hochkonzentrierten Nikotinbasis auf die gewünschte Stärke herunter zu mischen und so in einem geeigneten Gefäß zu bevorraten, anstatt für jede Kleinstmenge Testliquid jedes Mal neu anzusetzen. Dies macht das Handling um einiges angenehmer, da man so nur noch eine gewünschte Menge der Basis nimmt und mit dem entsprechenden Aromaanteil versetzt. Naturgemäß wird dabei der Nikotinanteil durch die Zugabe von Aromalösung etwas verdünnt, aber dies dürfte im Normalfall kaum Auswirkungen auf die Sucht-befriedigung oder das Rauchgefühl haben. Wer jedoch hier ein Problem sieht, kann die Basis etwas stärker ansetzen oder mischt für jede Aromenkonzentration separat zusammen.

Rechnergestütztes Aromamischen Für die Mischung aus Basisliquid und Aromen kommen die gleichen Rechenwege wie auf S.32 ff. vorgestellt zum Einsatz. Da aber mit Sicherheit das Rechnen per PC-Programm angenehmer ist, sei hier auf spezielle Nikotinbasis-Calculator-Programme hingewiesen.

Eine entsprechende Suchanfrage bei der Internet-Suchmaschine seiner Wahl führt den Liquidmischer schnell zu einer respektablen Anzahl an kostenlosen Anwendungen. Aus persönlicher Erfahrung empfehle ich an dieser Stelle das Programm „ejuice me up", welches auf http://ejuice.breaktru.com/ zum kostenlosen Download bereitsteht. Trotz seiner einfachen und intuitiven Bedienung bietet es eine Vielzahl an Einstellungen und Funktionen.

Arbeit mit den Aromen Nun ist es so weit. Wir haben unsere Liquidbasis bereit, greifen zum Aroma und … stopp! Bevor wir die Flasche mit dem Aroma öffnen, sollten wir uns vergewissern, dass wir die Arbeiten an einem gut gelüfteten Ort durchführen. Wer einmal das Roasted Chicken Aroma von FlavourArts aufgemacht hat weiß, dass man hiernach kräftig lüften muss, da es sonst ziemlich lange nach Imbissbude riecht. Wer gleich mal seine Großbestellung an verschiedenen Aromen durchprobieren will, kann mal erleben, wie es am Dunstabzug einer Großküche riechen kann. Um dies wieder los zu werden, reicht im Allgemeinen eine kurze und kräftige Stoßlüftung, aber diese sollte man mindestens durchführen. Es sind Handschuhe und pflegeleichte Kleidung zu empfehlen, um beim eventuellen Kleckern nicht das gute Seidenhemd zu versauen, vor allem da manche Aromen eine Eigenfarbe haben.

Des Weiteren sollte man sämtliche Rechenarbeit zuerst anhand der Herstellerangaben durchgeführt und abgeschlossen haben. Die unterschiedlichen Aromenanbieter liefern ihre Aromen in unterschiedlichen Konzentrationen und an deren Empfehlung sollte man sich beim ersten Versuch halten. Wenn man Erfahrung mit den Aromen bzw. deren Konzentrationen hat, kann man immer noch nach persönlichem Gusto variieren. Entsprechend liegt geeignetes Werkzeug zum Abmessen des Aromas bereit (Spritze, Pipette).

So, jetzt aber ran an das Aroma. Wir nehmen für jedes Aroma entweder ein eigenes, nur dafür reserviertes Messgefäß oder Spritze und gehen nicht mit einer Spritze oder Pipette von einem Aroma ins nächste, denn so ruiniert man sich nicht nur das neu angesetzte Liquid, sondern auch das Aroma. Man muss sich halt nicht wundern, wenn das nächste Mango-Liquid so komisch schmeckt, wenn man vorher mit derselben Spritze ein Zimtliquid aufgezogen und danach auch noch schön in die Aromenflasche gelangt hat. Entweder man wirft die Spritze nach Benutzung weg oder beschriftet sie und weist sie damit eindeutig einem Aroma zu.

Das Ausspülen, um die Spritze wieder neutral zu bekommen, ist aufwendig und nur bedingt erfolgversprechend (siehe unter „nach dem Mixen").

Die Spritze mit der Aromalösung sollte nicht mit der

Nikotinbasis in Kontakt kommen. Daher empfiehlt es sich, zuerst das Aroma in den Behälter zu geben und danach die Basis hinzuzufügen. Man sollte dies tun, ohne die Aromenlösung mit dem Abmesswerkzeug zu berühren. Das alles gehört zum sauberen Arbeiten und schützt vor unerwünschten Ergebnissen.

Nach dem Mixen Nachdem die Liquidmischung angesetzt ist, wird der Behälter verschlossen, beschriftet, kurz geschüttelt und zum Reifen an einem lichtgeschützten Ort gelagert. Während sich unser Liquid entwickelt, haben wir genug Zeit um Ordnung zu schaffen. Aromen verschließen und wegräumen, Spritzen oder Pipetten beschriften und säubern, Behälter spülen und alles wieder entsprechend der Anforderung des eigenen Haushalts verstauen. Zum Spülen sollte man nach Möglichkeit wenig bis gar keine Reinigungsmittel verwenden. Am besten nimmt man nur heißes Wasser, welches man bei Bedarf mit Alkohol (pur oder in Spirituosenform) versetzt. In einem Behälter werden die gesammelten Gerätschaften überspült und etwa einen Tag liegen gelassen. Spritzen und Ähnliches werden mit dem Reinigungswasser gefüllt. Alles, was man so nicht sauber bekommt, ist für die Tonne. *Spülmittel oder Vergleichbares hat dabei nichts zu suchen, da man wohl darauf verzichten will, Spuren davon zu dampfen.* Zum Schluss wird die Arbeitsfläche gereinigt und die Handschuhe entsorgt sowie die Hände gewaschen.

Reifezeit Das frisch angerührte Liquid kann man bildlich mit einer Tanzveranstaltung vergleichen. Zu Beginn stehen alle Anwesenden in kleinen Grüppchen herum und rühren sich kaum. Um eine schöne Feier daraus zu machen, müssen wir die Sache ein wenig in Schwung bringen. Wo man bei der Feier eine heiße Scheibe auflegt, um die Leute zum Tanzen zu animieren, nutzen wir beim Liquid Wärme, um die Moleküle zum Tanzen zu bringen.

Dazu stellen wir die Liquids an einen warmen Ort, z.B. ein beheiztes Zimmer oder in warmes Wasser.
Der dadurch erzielte Effekt ist, dass die in der Mischung enthaltenen Moleküle in Bewegung geraten. Dabei haben sie die natürliche Bestrebung sich in dieser Lösung gleichmäßig zu verteilen. So erreichen wir eine gleichmäßige Durchmischung und damit einen guten und gleichmäßigen Geschmack. Derart aktivierte Moleküle wirken potenter als durch Kühlung inaktive Aromastoffe.

Der Feinschliff Nachdem das Liquid gereift ist, kommen wir - endlich - zum Verkosten, am besten durch Tröpfeln. Wenn das Liquid, so wie es ist, gut mundet oder den Erwartungen entspricht, ist das äußerst erfreulich. Häufig will man sehen, ob mit vielleicht einem Prozent mehr oder weniger Aroma der Geschmack noch besser wird. Also nehmen wir eine entsprechende Menge des gefertigten Liquids ab und versetzen es entweder mit Basis oder Aroma. Danach ist wieder einige Stunden Warten Pflicht, um einen wirklichen Eindruck vom Endprodukt zu erhalten.

Notizen und Rezepte Um die leckere Mischung von vor 3 Monaten noch einmal nachzukochen oder befreundete Mixer mit der neuen Eigenkreation zu beglücken, muss man die Rezeptur notieren. Dies kann auf Karteikarten, in Notizbüchern oder alternativ digital erfolgen.

Hierbei sollte man möglichst Milliliter oder Verhältnisse bzw. Prozente angeben und nicht Tropfen. Jede Tropfpipette ist unterschiedlich und so hat man je nach verwendetem Tropfer nach 10 Tropfen entweder 0,25ml oder 1ml bzw. irgendwas dazwischen. Daher sind solche Angaben viel zu ungenau und sollten nicht verwendet werden.

Gefahren und Risiken

An dieser Stelle sei das Sicherheitsdatenblatt für Nikotin (pur) zitiert:

R-Sätze (Gefahren, die vom Stoff ausgehen):
R25: Giftig beim Verschlucken.
R27: Sehr giftig bei Berührung mit der Haut.
R51/53: Giftig für Wasserorganismen, kann in Gewässern längerfristig schädliche Wirkungen haben.
R36: Reizt die Augen.
R20/21/22: Gesundheitsschädlich beim Einatmen, Verschlucken und Berührung mit der Haut.
R11: Leichtentzündlich.
R36/37/38: Reizt die Augen, die Atmungsorgane und die Haut.
Den Satz R11 wird man kaum auf Nikotinlösungen anwenden können, jedoch sind die übrigen Risiken auf die Nikotinlösungen übertragbar. Aus diesem Grund sind bei der Arbeit mit diesen Lösungen die folgenden **Sicherheitsempfehlungen zu beachten:**

S-Sätze   **(Betriebsanweisung)**
S7:   Behälter   dicht   geschlossen   halten.
S36/37: Bei der Arbeit geeignete Schutzhandschuhe und   Schutzkleidung   tragen.
S45: Bei Unfall oder Unwohlsein sofort Arzt zuziehen (wenn   möglich,   dieses   Etikett   vorzeigen).

<u>S61</u>: Freisetzung in die Umwelt vermeiden. Besondere Anweisungen einholen/Sicherheitsdatenblatt zu Rate ziehen.

<u>S36:DE</u>: Bei der Arbeit geeignete Schutzkleidung tragen.

<u>S26</u>: Bei Berührung mit den Augen sofort gründlich mit Wasser abspülen und Arzt konsultieren.

<u>S37/39</u>: Bei der Arbeit geeignete Schutzhandschuhe und Schutzbrille/Gesichtsschutz tragen.

Von meiner Seite sei noch hinzuzufügen, dass selbstverständlich auch das Essen und Trinken sowie Dampfen während der Arbeit mit Nikotinlösungen tunlichst zu unterlassen sind, sprich alles, wobei der Mund geöffnet wird und etwas eventuell kontaminiertes darin eingeführt wird.

Sollte trotz aller Vorsicht etwas von der Nikotinlösung auf die Haut oder in den Mund geraten, sind die betroffenen Stellen <u>sofort mit reichlich</u> klarem Wasser abzuspülen. Sollte sich verzögert Unwohlsein einstellen, ist S45 zu befolgen.

Die Symptome einer Nikotinvergiftung sind wie folgt dokumentiert:

Leichte Vergiftung:
 Übelkeit
 Erbrechen

Schwindelgefühle
Kopfschmerzen
Zittern
Erhöhter Speichelfluss

Schwere Vergiftung:
Kollaps
Schneller und schwacher Puls
Kalter Schweiß
Unterleibsschmerzen
Zuckungen
Durchfall
Bewusstlosigkeit
Krämpfe
Atem- und Herzlähmungen

Die Auflistung der möglichen Gefahren soll keine Panikmache sein. Vielmehr ist beabsichtigt, dass sich jeder Nutzer mit möglichen Risiken und deren Verhütung bekannt machen kann. Ein gesunder Respekt vor einem Giftstoff wie Nikotin und ein daraus resultierender sorgfältiger Umgang mit dieser Substanz erzeugen eine größtmögliche Sicherheit und minimiert das Unfallrisiko.

Die Entsorgung von kleinen Mengen Nikotinlösung kann über den Hausmüll realisiert werden. Größere Mengen (im Literbereich) sind in der

Schadstoffsammlung abzugeben.

Rüstzeug

Ab jetzt sind Handschuhe beim Mischen absolute Pflicht, und zwar keine Supermarktvarianten, sondern mindestens Einweghandschuhe aus Nitril oder noch besser aus Viton bzw. Neotril. Sollten diese mit Nikotinlösung in Kontakt kommen, sind sie sofort zu ersetzen, da das Nikotin diese Handschuhe innerhalb weniger Minuten durchdringen kann, selbst wenn die Handschuhe unbeschädigt sein sollten.

Des Weiteren werden Wischtücher (am besten Küchenrolle oder Einmaltücher), geeignetes Beschriftungsmaterial, Behälter und Abmessutensilien benötigt.

Beschriftungsmaterial können selbstklebende Etiketten oder auch CD-Beschriftungsstifte sein. Eine ordentliche Beschriftung der Gefäße für Aromen und Liquids ist von großer Bedeutung beim Mischen, da man nur so verhindern kann, dass man versehentlich das falsche Aroma oder das falsche Liquid zum Mischen verwendet. Bevor man sich aber seiner Beschriftungen sicher ist, sollte man mit einem Wattestäbchen etwas PG aufnehmen und über die Beschriftung reiben. PG ist ein Lösungsmittel, welches je nach Oberfläche und Alter der Beschriftung selbst Edding oder gedruckte Label lösen kann. Sollte sich beim Reiben mit PG eine

Ablösung der Beschriftung zeigen (auch wenn nicht vollständig), ist es ratsam die Beschriftungen mit Tesafilm zu überkleben, um sie vor dem Verwischen zu schützen.

Zum Abmessen von PG, VG, Wasser oder anderen Bestandteilen der Trägerflüssigkeit bieten sich Messzylinder oder -becher an. Dabei sollte man beachten, dass hier die Graduierung - sprich Skalierung - häufig nicht geeicht ist, also abweichen kann. Das betrifft vor allem Messbecher aus dem Küchenbedarf. Für die Anmischung der Trägersubstanz sind solche Skalierungen sicher ausreichend, aber für die Arbeit mit Nikotinlösung und Aromen sind sie ungeeignet.

Hier benötigt man geeichte Skalen, die man an Messbehältern aus dem Labor- und Arztbedarf sowie Apotheken findet. Es stellt sich die Frage, mit welchen Größenordnungen man arbeitet. Will man möglichst kleine Mengen eines Liquids herstellen, muss man auf entsprechend feine Skalen zurückgreifen. Hierfür haben sich 1ml-Spritzen für Insulin sehr bewährt, die relativ günstig sind und in 0,01ml-Schritten eingeteilt sind. Wer etwas mehr Geld investieren will, kann Messpipetten aus dem Laborfachhandel nebst manueller Pipettierhilfe kaufen. Automatische Mehrkanalpipetten oder Vergleichbares sind noch feiner und bequemer, aber auch spürbar teurer und für den Hausgebrauch überdimensioniert.

Ein ganz besonderer Punkt ist die Frage, welche Flaschen man für sein Liquid nimmt. Natürlich kann man einfach die Kunststoffflaschen nehmen, in denen es auch das Fertigliquid zu kaufen gibt. Allerdings gibt es auch Angebote zu Flaschen aus Braun-, Grün-, Blau- und Violettglas bzw. Kunststoff. Nun bleibt die Frage, was diese für einen Vorteil bringen, um den vorhandenen Mehrpreis zu rechtfertigen. Daher wollen wir uns dies einmal im Detail ansehen.

Der Sinn hinter dem Einsatz von farbigem Glas bestand von jeher weniger aus dekorativen als viel mehr aus handfesten chemischen Gründen. Flüssigkeiten, die der Einstrahlung durch Licht ausgesetzt sind, können ihre Eigenschaften einbüßen, da das Licht die in der Flüssigkeit befindlichen Moleküle zerstört. Die verschiedenen Flaschenfarben schützen die enthaltene Flüssigkeit gegen die zerstörerische Wirkung des Lichts.

Klarglas: Diese Flaschen haben keinerlei Schutzwirkung gegen Lichteinstrahlung. Wer diese verwendet, sollte darauf achten das Liquid möglichst dunkel zu lagern. **Braunglas:** Dies sind die am häufigsten angebotenen Farbflaschen. Ihre braune Farbe wirkt wie ein diffuser Filter, der das Licht im Allgemeinen abschwächt. Hierdurch wird der Inhalt vor den schädlichen Einflüssen des Lichtes brauchbar geschützt.

Blau- und Grünglas: Diese Gläser filtern nicht so breit gefächert wie Braunglas, dafür aber sehr effektiv einen bestimmten Anteil des Lichtes. Im Algemeinen kann man davon ausgehen, dass Blauglas die bessere Variante von beidem ist, da sie den blauen Teil des Lichtes filtern, der energiereicher und damit schädlicher ist.

Violettglas: Die teuerste Variante von Buntglas. Sie filtert das gesamte sichtbare Licht des Spektrums und lässt nur die Strahlung an die Flüssigkeit, die nicht schädlich, sondern anregend auf den Inhalt wirkt.

Die unterschiedlichen Wirkungen der Glasfarben wurden u.a. vom Frauenhofer Institut untersucht und nachgewiesen.

Der Unterschied zwischen Glas und Kunststoff liegt in der unterschiedlichen Haltbarkeit. Obwohl Glas natürlich schneller zerbrechen kann, hat es gegenüber Kunststoff den Vorteil, dass es trotz allem chemisch stabiler als Kunststoff ist, weil viele Kunststoffe mit der Zeit ihre Weichmacher abgeben. Ein Gesundheitsrisiko dürfte dadurch kaum entstehen, allerdings können damit auf der Oberfläche der Kunststoffflaschen unsichtbare Kratzer und Risse entstehen, an denen sich z.B. Aromen ansammeln können, wodurch der Geschmack weniger gleichmäßig ist. Außerdem sind die meisten Kunststoffe durchlässig für Sauerstoff, welcher ebenfalls negativen Einfluss auf das Liquid haben kann.

Wer nur wenig Liquid über längere Zeit lagern will und bereit ist gebrauchte Behälter nach einer gewissen Weile zu entsorgen, der kann ruhig Kunststoffflaschen verwenden. Allen anderen rate ich zur Verwendung von Glasflaschen.
Wer aus welchem Grund auch immer keine farbigen Flaschen bezieht, der kann diese auch selber durch Lackieren in ebensolche verwandeln. Die Lackschicht ist nicht so stabil und haltbar wie Farbe im Material, aber die Schutzwirkung wird bei fehlerfreier Lackierung gewährleistet sein.

Noch ein letztes Wort zu den Behältern:
Auf gar keinen Fall benutzt man irgendwelche Getränke-flaschen oder andere Lebensmittelver-packungen für die Mischersachen.
Es wäre nicht das erste Mal, dass ein unwissender Besucher mal einen kräftigen Schluck aus dem Heimlabor nimmt, weil er die Flüssigkeit in der Flasche für Limonade, Cola oder Saft hält. Es handelt sich dabei sogar um die häufigste Ursache für Unfälle mit Giften im privaten Bereich. Wenn das mit der Nikotinlösung passiert, ist das Kind im Brunnen.

Am besten versieht man die Flasche mit einem deutlich sichtbaren Etikett und Gefahrstoffaufklebern (T+, N), siehe *Anhang*.

Wer häufiger Liquids anmischt, wird früher oder später Tabellen mit Mischungsverhältnissen zu schätzen wissen, in denen die Menge der einzelnen Komponenten (Nikotinbasis, NoNic-LSG, Aroma) aufgeführt ist und nur noch abgelesen werden muss. Solche Tabellen für den allgemeinen Gebrauch finden sich am Ende dieses Buches.

Die Königsklasse

Gefahren Da an dieser Stelle nun mit potenziell schnell tödlichen Nikotinkonzentrationen und hochkonzentrierten Aromen gearbeitet wird, beginnen wir diesen Abschnitt mit den Gefahren bzw. deren Vermeidung.

Zu den Gefahren im Umgang mit Nikotin wurde schon ausführlich berichtet. Bei hochkonzentrierten Nikotinlösungen empfiehlt es sich, außer den dort bereits aufgeführten Sicherheitsmaßnahmen, folgende Schritte zur eigenen Sicherheit zu unternehmen:

➩ Tragen von zwei Paar Handschuhen übereinander. So kann ausgeschlossen werden, dass bei Beschädigung der äußeren Handschuhe ein Hautkontakt zum Nikotin stattfindet.

➩ Atemschutz tragen. Es muss nicht gleich eine komplette Gasmaske sein, aber eine einfache Staubmaske aus dem Baumarkt kann hier einige Gefahren minimieren, insbesondere die des Verschluckens. Bei extrem hohen Konzentrationen (>54mg/ml) ist ein echter Gesichtsschutz aber dringendst empfohlen!

Es mag im ersten Moment etwas befremdlich oder übertrieben wirken solche Maßnahmen zu ergreifen, aber man sollte immer daran denken, dass sie nur für den Umgang mit der hochkonzentrierten Nikotinlösung gelten. Ist diese erst entsprechend verdünnt, kann man die Sicherheitsmaßnahmen lockern. Und sollte es trotz aller Umsicht doch zum Unfall kommen, gilt es die Ruhe zu bewahren. Kontaminierte Kleidung ablegen, Haut abwaschen und im Fall von Unwohlsein Arzt konsultieren. Wenn man diesen Notfallplan verinnerlicht hat, sollte man auch im Fall des Falls gewappnet sein.

Auch von den hochkonzentrierten Aromen gehen Gefahren aus, insbesondere von scharfen Varianten wie Chili, Pfeffer oder Senf. Diese Aromen enthalten eine große Menge Capsaicinoide, die beim Einatmen die Bronchien zum Zusammenziehen bringen oder sogar schädigen können.
Dies kann zu Atemnot und Erstickungsanfällen führen, nicht nur beim Dampfen, sondern teilweise beim direkten Riechen an den Aromen. Des Weiteren können Schleimhäute und Augen davon gefährlich gereizt bzw. verätzt werden. Entsprechend ist auch hier Vorsicht geboten.

Am besten verarbeitet man solche Aromen im Freien mit Schutzbrille und Schutzhandschuhen.

Warum überhaupt?

Das sollte man sich wirklich fragen, bevor man anfängt mit solchen Dingen zu hantieren. Immerhin setzt man sich hierbei einer nicht unerheblichen Gefahr aus. Sachlich betrachtet gibt es hierauf nur eine Antwort – der Preis.

Tatsächlich sind die hochkonzentrierten Lösungen signifikant günstiger als schwächere Lösungen. Bei Nikotinlösungen lässt sich das Preisleistungsverhältnis einfach berechnen. Dazu multipliziert man die Angabe von Nikotin pro Milliliter mit der Volumenangabe in Milliliter.

$$m_{Nikotin(gesamt)} = c * V$$

Das Ergebnis ist der Gesamtnikotingehalt der Lösung. Teilt man dies durch den Kaufpreis, erhält man die Menge an Nikotin, die man pro Euro erhält:

$$\frac{m_{Nikotin}}{€} = \frac{m_{Nikotin(gesamt)}}{Verkaufspreis}$$

Und diese ist bei den hochkonzentrierten Lösungen nach meiner Erfahrung immer höher. Man muss mit sich selbst ausmachen, ob diese Preiseinsparung das Risiko wert ist.

Gleiches gilt auch für die Aromenmischungen.

Die Gesamtmenge an ansetzbarem Liquid pro Euro ist auch hier meist spürbar größer. Außerdem ist die Breite an denkbaren Aromen so groß, dass eventuell ein spezielles Aroma nur von einem Anbieter hochkonzentrierter Aromen angeboten wird. Dann sind natürlich jegliche kaufmännischen Überlegungen obsolet.

Vorverdünnung

Während die Liquidbasis – wie beschrieben – angemischt wird, müssen für die Aromen ebenfalls einige Vorbereitungen getroffen werden. Da sie im 0.X%-Bereich eingesetzt werden sollen, wird ein Abmessen dieser Menge mit vertretbarem Aufwand an Technik nur realisierbar, wenn man die Aromen vorverdünnt.

Gibt der Hersteller z.B. an, dass ein Aroma im Verhältnis 1:1000 verwendet werden soll,

bedeutet dies für eine Menge von 10ml Liquid, dass man von dem puren Aroma 0,01ml zusetzen muss. Dies ist selbst mit sonst so hilfreichen 1ml-Spritzen nicht vernünftig abzumessen.

Viel einfacher wird es, wenn man mit einer solchen Spritze 0,1ml aufnimmt und dann (natürlich mit frischer Kanüle) mit PG oder nikotinhaltiger Basis auf 1ml auffüllt. Auch bei diesen Mischungen gilt: abwarten und stehen lassen, und zwar mindestens 24h. Danach kann man von dem verdünnten Aroma 0,1ml dem Liquid zusetzen, da es um den Faktor 1:10 verdünnt wurde.

Dies ist wiederum leicht durchzuführen.

Diese Technik ist für die meisten Aromen anwendbar. Ein besonderer Fall sind die in diesem Kapitel erwähnten Aromen, die extrem vorsichtig gehandhabt werden müssen.

Rückwärtsverdünnung

Die einzig sichere Methode ist die Rückwärtsverdünnung, um Aromen wie das von Totally Wicked vertriebene Aroma „Diabolo Loco" zu dosieren. Dazu wird das Aroma vorverdünnt und dann in winzigen Dosen der 10ml Basis zugesetzt, z.B. in 0,02ml Schritten. Dazwischen wird das Liquid zum Absetzen stehen gelassen und dann vorsichtig getestet. Wenn man den Eindruck hat, dass das Liquid bzw. man selbst mehr Aroma vertragen kann, setzt man einen weiteren Schritt hinzu und testet wieder.

Abseits der hier vorgestellten Methode halte ich die Verwendung solcher Aromen für grenzwertig. Wer Schärfe in seinen Liquids will, kann weniger kritische Aromen verwenden (z.B. das Diabolo Poco von Totally Wicked). Aber dies muss jeder für sich selbst entscheiden.

Aromalösungen selber herstellen

Wir haben gelernt, dass pulverförmige Aromen nicht ins Liquid gehören. Allerdings werden bestimmte Aromastoffe auch oder teilweise nur in fester Form angeboten, die durch Auflösen in Flüssigkeiten wie PG, Wasser oder Alkohol in eine Form gebracht werden können, in der sie für den Einsatz in Liquids geeignet sind.

Hierzu werden die festen Aromen als Pulver gelöst und in das Lösungsmittel (PG, Alkohol …) gegeben. Unter kräftigem Rühren und unter Einfluss von kontrollierter Wärmezufuhr können diese gelöst werden.

Hierbei gilt, dass man zu jedem Aromastoff eine Dosierungs- und Verarbeitungsanweisung zur Hand haben sollte. Diese wird häufig vom Anbieter mitgeliefert. Im Folgenden sind einige Beispiele für solche Aromen aufgeführt.

Mentholkristalle: Wie der Name schon suggeriert, handelt es sich hierbei um pures Menthol. Die Kristalle sind leicht milchig bis klar. Sie können in warmen PG oder Alkohol gelöst werden. Eingehende Dosierungs – und Verarbeitungs-ratschläge findet man auf www.dampfzeichen.de

Ethyl Maltol: Ein beliebtes Süßungsmittel für Liquids. Der Geschmack entspricht dem von Zuckerwatte mit leichter Karamellnote. Häufig wird das weiße Pulver in Reinform angeboten. Dies kann in erwärmten PG gelöst werden. Dosierungsangaben und Verarbeitungstipps für diese Substanz findet man auf www.Dampfzeichen.de.

Absolute: Dies sind spezielle im Labor hergestellte und aufbereitete Pflanzenextrakte. Für Dampfer wird zum Beispiel Tabak Absolute angeboten. Es ist extrem dickflüssig und löst sich nur in erwärmten PG unter kräftigem Rühren und Schütteln, alternativ in Alkohol. Der Geschmack ist von einer leicht süßlichen Herbe mit einer pflanzlichen Unternote. Dieses Aroma ist ebenfalls nur im Hundertstel-Prozentbereich einzusetzen. Genauere Hinweise zur Verarbeitung gibt es unter www.Dampfzeichen.de

Apfelsäure: In seiner Reinform handelt es sich hierbei um ein weißes Pulver mit einem stark säuerlichen Apfelgeschmack. Man kann es in Wasser lösen (etwa 5g auf 10ml Wasser) und dann als Zusatz ins Liquid geben, um das Dampfgefühl in der Rachengegend zu verstärken. Empfohlen wird hierbei 1-4% der oben genannten Lösung.

Sucralose//Splendex: Diese Zuckerform kann zum Süßen in Liquids eingesetzt werden, da sie im Gegensatz zum gewöhnlichen Haushaltszucker (Saccharose) beim Verdampfen nicht karamellisiert. Da Sucralose etwa 600x süßer ist als Haushaltszucker, empfiehlt es sich das im reinen Zustand weiße Pulver mittels der dreifachen oder noch größeren Menge an Wasser oder Alkohol aufzulösen, um eine Dosierung zu vereinfachen.

Pulverförmige Aromen abmessen

Das beste Werkzeug, um feste Aromen abzumessen, ist selbstverständlich eine Feinwaage. Diese ist allerdings relativ teuer und für denjenigen, der solche Aromen nur selten verwendet, lohnt sich die Anschaffung kaum.

Alternativ hierzu kann man die Aromen auch mit Spritzen oder Volumenmessbechern abmessen. Hierzu müssen wir zunächst das Gewicht in Volumen umrechnen. Dies erreichen wir über die spezifische Dichte des Stoffes, die man schnell und einfach bei den meisten Stoffen auf wikipedia.de erfahren kann.

Dies wollen wir am Beispiel der Apfelsäure einmal durchführen:

Die Dichte des Stoffes ist auf wikipedia mit 1,6 angegeben.

Ein Kubikzentimeter (cm³) entspricht genau einem Milliliter (ml). Dies bedeutet, dass wir pro Milliliter $^g/_{cm^3}$ 1,6 g Apfelsäure haben, beziehungsweise

$$V_{Apfelsäure} = \frac{Gewicht}{Dichte} \ ml$$

$$V_{Apfelsäure} = \frac{5}{1,6} \ ml$$

$$V_{Apfelsäure} = 3,125 \ ml => \underline{\sim 3,13 \ ml}$$

ein Gramm Apfelsäure 0,625 Milliliter Volumen benötigt.

Wollen wir nun die im vorangegangenen Kapitel

beschriebene Lösung ansetzen, so können wir nun errechnen, wie viel Milliliter der Apfelsäure in die 10ml Wasser zu geben sind:

Wenn wir also 3,13 ml in 10ml Wasser geben, erhalten wir die oben vorgestellte Mischung, und zwar genauso exakt bemessen, wie es Feinwaagen mit einem Kaufpreis von ca. 100€ aufwärts abmessen.

Wichtig für diese Vorgehensweise ist, dass das feste Aroma in einer möglichst feinen Körnung vorliegt. Sind die Stücke zu grob, bilden sich zu große Zwischenräume zwischen den einzelnen Stücken und das Ergebnis wird stark verfälscht. Daher sollte man z.B. Mentholkristalle vorher entsprechend pulverisieren. Dies kann man unter anderem dadurch herbeiführen, dass man sie in einem Tuch oder einer Frischhaltefolie mittels eines harten Gegenstandes zerstößt. Wer hier professioneller vorgehen möchte, der kann auch einen Mörser verwenden.

Spezielle Aromen

Die meisten angebotenen Aromen mit Bezeichnungen wie M*boro, Apfelkuchen oder Zimt sind Gemische aus verschiedenen Aromastoffen in PG. Mittlerweile werden diese einzelnen Aromastoffe auch separat angeboten. Beispiele hierfür sind:

Ethyl Guaiacol: Diese farblose Flüssigkeit kommt meist in Weinen vor. Ihr Geschmack wird als würzige Nelkennote bzw. leicht hölzern und vanilleartig wahrgenommen. Dosierungsvorschläge belaufen sich im Hundertstel-Prozentbe-reich.

Isophoron: Diese klare bis gelbliche Flüssigkeit ist natürlich in Moosbeeren (engl. Cranberries) vorhanden und weist einen pfefferminzartigen Geruch auf. Der Geschmack wird als hölzern-süß mit der für Minze typischen Frische beschrieben. Auch dieser Aromastoff ist im Hundertstel-Prozentbereich zu dosieren.

Ketoisophoron: Die Oxosäure des Isophorons wird als zitrusartig schmeckend mit einer teeartigen Unternote beschrieben. Ebenfalls im Hundertstel-Prozentbereich einzusetzen.

Tetramethylpyrazin: Im puren Zustand ist dies ein

als Lösung in PG. Der Geschmack wird als nussig mit einer Kakaonote beschrieben. Eine Dosierungsangabe konnte hierfür nicht gefunden werden.

Trimethylpyrazin: Die klare, gelbliche Flüssigkeit wird geschmacklich als nussig-erdig beschrieben. Dosierungsempfeh-lungen lauten auf Zehntelprozente.

Rüstzeug: Neben den Werkzeugen der Meisterklasse ist nicht mehr viel notwendig. Empfehlenswert ist eine große Auswahl an verschiedenen Gefäßen und Spritzen, um verschiedene Volumina zu bearbeiten.

Zur Verarbeitung von pulverförmigen Aromen sind Feinwaagen aus dem Laborbedarf hilfreich bzw. notwendig. Um diese Stoffe in Propylenglykol oder anderem aufzulösen, ist starkes Verrühren notwendig. Hierzu können verschiedene Hilfsmittel verwendet werden. Die teuerste und professionellste Variante sind sicherlich Magnetrührer, wie sie für ca. 250 € im Laborhandel zu erwerben sind. Wer weniger ausgeben will, kann auch im Kochwarenhandel batteriebetriebene Rührgeräte für z.B. Milchschaum kaufen. Übliche Preise hierfür sind 20-30€.

weißes Pulver oder Kristalle. Angeboten wird es meist
Warnung:

Auch wenn hier nun von 37mg/ml und aufwärts gesprochen wurde, sollte man sich darüber im Klaren sein, dass man an der heimischen Werkbank nicht jede beliebige Konzentration von Nikotinlösungen verarbeiten kann, da ab einem gewissen Punkt der mit normalen Mitteln realisierbare Sicherheitsaufwand nicht mehr ausreicht. Ab diesem Punkt benötigt man Laborausstattung und eine fundierte Ausbildung bzw. eine Menge Erfahrung mit solchen Stoffen und deren Handhabung. Persönlich ziehe ich die Grenze bei allem, was im deutlich dreistelligen Bereich (>100mg/ml) liegt. Da solche Konzentrationen zurzeit nur schwer erhältlich sind, gehe ich davon aus, dass kaum jemand hierzulande in Versuchung geführt wird, diese Grenze zu überschreiten.

Und wenn es die Gelegenheit doch gibt: Lasst sie lieber ungenutzt. Schon mit 54er Nikotinbasis sind Unfälle gefährlich, selbst mit doppelt so starker Nikotinbasis merkt man unter Umständen nicht einmal, dass man sich vergiftet hat, bevor es einem schummrig wird. Überlassen wir also lieber den Kram entsprechend ausgerüsteten Labors.

Immer wieder wird in Dampferkreisen von der Idee gesprochen, sich aus irgendwelchen Quellen pures Nikotin zu beschaffen und dies zu verarbeiten. Hierzu sei gesagt, dass ich persönlich solche Ideen für gefährliche Spinnereien halte. Die Arbeit mit reinem Nikotin unter Heimlaborbedingungen ist ungefähr so sicher wie das Jonglieren mit laufenden Kettensägen und verbundenen Augen, während man auf einer schwankenden Brücke steht. Wer also noch nie einen Ball von einer Hand in die andere geworfen hat, sollte nicht einmal daran denken. Außerdem ist es völlig unnötig. Lieber bunkere ich 36er oder auch 50er–Nikotinbasis fassweise im Keller, als auch nur mit einem Milligramm reinen Nikotin umzugehen, Preis hin oder her.

Ebenfalls vollkommen widersinnig sind Ideen, Nikotin per Extraktion aus Tabak zu gewinnen und dann für das Dampfen zu verwenden. Dies geht nur mit Erfahrung und entsprechendem Equipment. Ansonsten sprengt man sich mit Pikrinsäure in die Luft, vergiftet sich durch irgendwelche Rückstände im Nikotin oder mit dem Nikotin selber, weil man nicht abschätzen kann, wie viel Nikotin man gewonnen hat.

Liquids mit mehreren Geschmacksrichtungen

Nachdem wir die einzelnen Aromen in Liquids umgewandelt haben, kommen wir zum spannenden Teil, dem Mischen verschiedener Geschmacksrichtungen zu einer eigenen Kompo-sition.

Da teilweise nur geringe Anteile von einzelnen Aromen eingesetzt werden (als Beispiel für die hintergründige Vanillenote), empfiehlt es sich diese aus fertigen Liquids einzelner Aromen anzurühren. Vorteile dieser Methode sind zum einen, dass man mit relativ einfach zu handhabenden Volumen arbeiten kann und zum anderen kann man schneller (bei sehr kleinen Mengen sogar innerhalb von einer Stunde) das Ergebnis verkosten. Theoretisch reichen nur wenige Tropfen einiger Liquids aus, um diese Mischung mittels Tröpfeln nach etwa 12-24h Standzeit zu probieren. So erhält man schnell Ergebnisse, verbraucht nur wenig Liquid und benötigt eigentlich nur ein kleines Gefäß (z.B. „Eppis", auch Reaktionsgefäße genannt) für die Mischung, dazu noch - sollte man keine Tropfflasche haben - eine einfache Pipette pro Aromaliquid.

Beim Verkosten und Variieren der Mischungen sollte man über die einzelnen Schritte genaue Notizen anfertigen. Als Beispiel sei hier die Mischung von Vanille Tahiti, Rum und Coconut von FlavourArt und deren Entwicklung aufgeführt:

Grundli-quid	Tropfen Versuch 1.	Tropfen Versuch 2	Tropfen Versuch 3	Tropfen Gesamt
Vanille	3			3
Rum	5	+1		6
Coconut	2	+2	+1	5

Wenn man nach diesen Versuchen der Meinung ist, am Ziel zu sein, kann man hiernach größere Mengen direkt aus den puren Aromen zusammenmischen. Hierbei ist dann nur das Verhältnis von 3:6:5 einzuhalten, egal ob es nun Tropfen, Milliliter oder Eimer sind.

Um die Ergebnisse reproduzierbar zu halten, sollten gleiche Tropfer verwendet werden und bei unterschiedlichen Aromenkonzentrationen müssen diese mit eingerechnet werden. Am simpelsten ist dies über eine einfache Multiplikation zu realisieren.

Noch einmal mit dem oberen Beispiel:

Grundli-quid	Grundkon-zentration	Tropfen Versuch 1	Tropfen Versuch 2	Tropfen Versuch 3	Tropfen Gesamt	Konzentration miteinger.
Vanille	4 %	3			3	4*3=12
Rum	3 %	5	+1		6	3*6=18
Coconut	5 %	2	+2	+1	5	5*5=25

Ein so dargestelltes Rezept kann schnell reproduziert werden und mit befreundeten Mischerkollegen via Internet unkompliziert kommuniziert werden. Gleiches gilt im Übrigen auch beim Einsatz hochkonzentrierter Aromen. Hierzu ein Beispiel mit einem Coconutaroma von CBV:

Grundli-quid	Grundkon-zentration	Tropfen Versuch 1	Tropfen Versuch 2	Tropfen Versuch 3	Tropfen Gesamt	Konzentration miteinger.
Vanille	4 %	3			3	4*3=12
Rum	3 %	5	+1		6	3*6=18
Coconut	0.5 %	2	+2	+1	5	0.5*5=2.5

Hier ist nun für den Nachmischer klar dargestellt, dass das Kokosaroma deutlich schwächer anzusetzen ist. Dem Mischer ist es völlig selbst überlassen, wie das Verhältnis eingestellt wird. Dies kann über eine Vorverdünnung verschiedener Abstufungen passieren, oder je nach angerührter Menge auch mit dem puren Aroma.

Damit hat man die Basis jedes gewünschte Liquid zu mischen.

Material für die Liquidküche und Bezugsquellen - Linkliste

Einweg contra Mehrweg:

Bevor man anfängt die Hardware für seine Liquidküche zusammenzusuchen, sollte man sich darüber klar werden, ob man eher Mehrwegutensilien verwenden will oder lieber auf Einweg setzt. Bei Mehrwegutensilien sollte man zu Materialien wie Glas oder Keramik greifen, da diese eher den Beanspruchungen durch die darin gelagerten Liquids und das Spülen standhalten als Materialien aus Kunststoff.

Wer hingegen auf EW setzt, sollte relativ früh auf große Verpackungseinheiten achten, da diese preislich günstiger sind und der Verbrauch meist auch groß genug ist, um 100er- (oder mehr) Packungen zu rechtfertigen.

Ein kurzer Kommentar zu Umwelt- und Finanzaspekten:

Auch wenn die heutige Wegwerfgesellschaft oft kritisiert wird (und dies auch nicht selten mit Recht), sollte man bei der Entscheidung für wiederverwendbare Gerätschaften bedenken, dass diese nach jeder Benutzung gründlich zu spülen sind, häufig mit warmem bis heißem Wasser. Daher bin ich der Überzeugung, dass nur solche Behälter und Gerätschaften benutzt werden sollten, die selten neue Verwendung finden. Häufig gebrauchte Gerätschaften benutze ich als Einwegprodukte, da sowohl der zeitliche Aufwand diese zu reinigen als auch der Verbrauch an Heißwasser weder ökologisch noch ökonomisch sinnvoll erscheinen, insbesondere wenn die EW-Produkte nur wenige Cents kosten.

Hardware

Die folgende Liste erhebt keinerlei Ansprüche auf Aktualität oder Richtigkeit. Es handelt sich hierbei um eine Momentaufnahme von 2011, die mögliche Bezugsquellen aufführt, mit denen bis dahin gute Erfahrungen gemacht wurden.

Behälter

Tropffläschchen wie für Liquid üblich:
http://www.heaven-gifts.com

http://heavyvapor.com

http://www.flavourartexpress.biz

http://e-dampfer.de

Andere Behälter für Liquids:

http://www.easy-eliquid.com

http://www.dampfwagen.de

www.vwr.de

http://www.doctorlab.com

http://www.behr-labor.de

www.glas-artikel.de

Eppis/Reaktionsgefäße

http://www.doctorlab.com

www.vwr.de

http://www.dampfwagen.de

http://www.behr-labor.de

Große Vorratsflaschen:

http://www.doctorlab.com

www.vwr.de

http://www.easy-eliquid.com

http://www.paracelsus-versand.de

http://www.behr-labor.de

www.glas-artikel.de

Pipetten

http://www.doctorlab.com

www.vwr.de

http://www.flavourartexpress.biz

http://www.dampfwagen.de

http://www.behr-labor.de

Spritzen

Apotheken
http://www.dampfwagen.de

http://www.zimeco24.de

Beschriftungsmaterial

http://www.doctorlab.com

http://www.labelident.com

http://www.druckerzubehoer.de

Schutzhandschuhe

Bau- und Supermärkte
http://www.doctorlab.com

http://www.behr-labor.de

www.vwr.de

http://www.doctorlab.com

Schutzbrillen

Baumärkte
http://www.doctorlab.com

http://www.behr-labor.de

www.vwr.de

Baxa Injektionssystem

www.Dampfwagen.de

Onlineshops wie vwr, behr-labor oder doctorlab sind Versandhändler für Laborbedarf, die auch an Privatpersonen verkaufen. Dies ist bei vielen vergleichbaren Shops nicht der Fall. Wer die Möglichkeit hat, eine Firmenadresse als Empfänger zu nutzen, hat hier mehr Auswahlmöglichkeiten.

Software

Nikotinbasis: Nikotinbasis ist in Deutschland und dem EU-Ausland nur bis zu einer Stärke von 54mg/ml erhältlich, zumindest soweit mir bekannt ist. Im Folgenden eine Liste entsprechender Onlinehändler:

http://liberty-flights.co.uk/index.asp

Versand aus England. Bietet Nikotinbasis in 25mg und 50mg auf der Homepage in verschiedenen Verpackungsgrößen an. Jedoch sind die 50mg- Gebinde seit längerem „out of stock" mit keiner Angabe, ob diese in absehbarer Zeit wieder lieferbar sind.

http://www.totallywicked-eliquid.co.uk/

Vertreibt von England aus unter der Bezeichnung „Platinum Ice" eine 54er Hausmischung in Gebinden von 10-100ml. Basis sind hier PG, VG oder PEG400. Alternativ bietet TW noch das 36er „Herculian" an, welches nur in 500ml-Flaschen entweder auf PG- oder VG-Basis geliefert wird.

http://www.easy-eliquid.com

Der in den Niederlanden angesiedelte Händler bietet Nikotinbasis verschiedener Konzentration von 24 bis

48mg und von 30-100ml an. Die Basis kann aus 5 verschiedenen Zusammensetzungen von PG, VG und Wasser gewählt werden.

http://www.flavourartexpress.biz

Der italienische Aromenproduzent bietet für Dampfer Nikotinbasis in 50 bzw. 100ml Flaschen sowie mit 24 oder 36mg/ml. Als Basis stehen 3 Varianten zur Verfügung:

Ice Blade: PG und Wasser

Traditional: Mischung PG/VG und Wasser

Velvet Cloud: PG und Wasser

http://www.highendsmoke.de

Der Anbieter von hochpreisigen Dampfgeräten führt seit dem Frühjahr 2011 auch Nikotinbasis. Erhältlich ist hier 36mg/ml-Lösung in 50 bzw. 100ml Flaschen.

http://www.inaweraflavours.com/en/

Ein polnischer Händler, der 0er-38mg/ml Nikotinbasis in verschiedenen Basismischungen anbietet. Dies auch in größeren Gebinden (1 und 5 Liter). Äußerst günstig, jedoch traten schon einige Fehler durch Verpacker auf, die aber häufig mit der Folgebestellung korrigiert wurden.

Die angebotenen Mischungen sind:

Reine PG-Lösung
Reine VG-Lösung
VPG, eine Mischung aus PG und VG im Verhältnis von 50/50
Neutral Dirty Base, eine VPG-Mischung mit einem Aromazusatz, der einen hintergründigen ascheartigen Geschmack erzeugt.

http://www.securus-dampfshop.de/

Ein deutscher Händler, der die VPG-Basis von Inawera weiterverkauft.

http://www.peleon.pl/

Ein polnischer Händler, der ebenfalls Inawera-Basen im Programm hat.

Außerhalb der EU - insbesondere in den USA und China - sind sehr viel größere Konzentrationen und Mengen erhältlich. Der Kauf ist meist problemlos. Was eher Probleme bereitet ist der Zoll, denn diese Nikotinbasen gelten als Gefahrstoffe und dürfen nicht von jedem importiert werden. Nicht nur eine Sachkenntnisurkunde nach GefStoffVO ist notwendig, sondern der Import muss auch angemeldet und der Verwendungszweck angegeben werden. Wobei sich die Frage stellt, ob die Deklaration „man wolle die Nikotinbasis verdünnt inhalieren" als Grund akzeptiert wird.

Natürlich kann man darauf hoffen, dass die Lieferung unkontrolliert durch den Zoll geht, jedoch ist einem das Glück nicht immer hold. Wie dann die Folgen von Gefahrgutschmuggel aussehen, ist sicherlich mengenabhängig, aber mit Vernichtung der Lieferung zzgl. den Entsorgungskosten muss gerechnet werden, da Nikotinbasis nicht in den Ausguss gekippt werden darf.

Wen das Risiko nicht schreckt, dem seien folgende Links zu Händlern genannt:

http://shop.bluemistvaping.com/

http://www.greenhouseone.com/Mixing-e-Liquid-s/32.htm

http://www.ecigexpress.com/

http://www.e-cig.com/shopping/default.asp

Aromen

Einige Aromenfabrikanten und die Beschreibung ihrer Produkte sowie entsprechende Bezugsquellen:

LorAnn Oils

Der amerikanische Backaromenhersteller liefert eine große Auswahl süßer Aromen. Problematisch hierbei sind die schwankenden Konzentrationsempfehlungen für die einzelnen Aromen. Manche sind schon ab 10% gut wahrnehmbar, andere brauchen 30% und mehr. Man muss sich also schrittweise herantasten, am besten in 5% -Schritten. Des Weiteren enthalten manche Aromen Zucker (z.B. „Canadian Maple"). Details zu den Inhaltsstoffen sind auf der Herstellerseite im Netz zu finden (s.u.).

https://www.lorannoils.com/

http://www.easy-eliquid.com/

http://www.barryfarm.com

Bickford

Auch dies ist ein Hersteller von Backaromen aus Amerika. Das Angebot an süßen und nussigen Aromen ist breit gefächert. Auch findet man einige Besonderheiten wie Malzbier und Kahula (mexikanischer Kaffee-Likör).

Übliche Dosierungsangaben liegen bei 15-30%.

http://www.bickfordflavors.com/item.asp?id=141&range=3

http://www.easy-eliquid.com/

Capella Flavours

Dieser amerikanische Anbieter ist auf Aromen für Getränke spezialisiert wie z.B. Kaffee. Die sogenannten Flavor Drops sind laut Homepage für eLiquids geeignet und fett-, zucker- und süßstofffrei. Empfohlene Dosierungsmenge: 5-15%

http://capellaflavordrops.com/

www.intaste.de

Faeries Finest

Amerikanischer Aromenvertrieb, der sich auf möglichst natürliche Aromen konzentriert. Neben aromatisiertem Zucker und Tees bietet er auch Flüssigaromen („Flavour drops") an. Nicht alle sind für eLiquids geeignet. Eine Liste der Aromen mit entsprechender Bewertung findet man hier:

http://www.e-cigarette-forum.com/forum/diy-e-liquid/39665-faeries
-finest-flavor-list.html

Ansonsten werden 10-20% Aroma empfohlen.

http://www.faeriesfinest.com

The perfumers Apprentice (TPA)

Auch diese Aromen kommen aus Amerika. Neben Duftstoffen für Parfüms bietet dieser Fabrikant auch Lebensmittelaromen an. Hier werden viele Geschmackssorten abgedeckt, von süß über blumig bis herzhaft. Für die meisten Fertigaromen sind 10-20% Aromaanteil zu empfehlen. Allerdings befinden sich in deren Angebot auch hochkonzentrierte Aromen wie Tobacco Absolute oder Ethyl Maltol, welches vor der Verwendung sehr stark verdünnt werden muss. Details hierzu findet man auf der Homepage des Anbieters.

http://shop.perfumersapprentice.com/c-54-professional-diy-flavors.aspx

http://www.easy-eliquid.com/

Totally Wicked Black Label:
Die Hausmarke des englischen eRaucher-Shops bietet 12 verschiedeneTabak-Aromen, von Virginia bis Oldport. Vorgeschlagene Konzentration für die Aromen: 10-15%.

http://www.totallywicked-eliquid.co.uk/

Dekadent Vapors

Aromen aus britischer Produktion. Fertige eLiquids

dieses Lieferanten werden vor allem in England und Amerika vertrieben. Die Aromen sind zurzeit nur bei Totally Wicked zu bekommen. ***Ausdrücklich gewarnt sei vor den Aromen Green Cow (enthält Koffein und Guarana) sowie den beiden Diabolo Aromen (extrem scharf!).*** Andere Aromen werden mit 7-15% Konzentration empfohlen.

http://www.totallywicked-eliquid.co.uk/

FlavourArt

Der italienische Lebensmittelaromenproduzent ist bei Dampfern mittlerweile so beliebt, dass er spezielle Angebote für eZigaretten anbietet. Neben fertig gemixtem Liquid können hier auch 14 Tabakaromen sowie ein breites Angebot an süßen, herzhaften und blumigen Aromen bezogen werden. Zusätzlich bietet Flavourart noch Spezialaromen wie den Vape- und den Bitter-Wizard an, mit denen die Feinheiten der Liquids betont bzw. herausgearbeitet werden können. Die Aromen sind relativ stark konzentriert und sollten nur im einstelligen Prozentbereich eingesetzt werden, meist <5%. Nur Fruchtaromen brauchen manchmal mehr als 5%.

Da es zur Firmenpolitik gehört, die Aromamischungen immer erst auf Bestellung frisch anzufertigen, muss hier teilweise mit längeren Wartezeiten (1-4 Wochen) gerechnet werden. Eilige Bestellungen sind daher eher etwas für die zahlreichen Wiederverkäufer.

http://www.flavourartexpress.biz

http://www.dampfwagen.de

www.securus-dampfshop.de

www.Inaweraflavours.com/en

http://e-papierosy-shop.pl/

http://www.peleon.pl/

Omikron

Ein deutscher Vertrieb für Wellness- und Bioprodukte (z.B. Joghurt-DIY) bzw. den Hobbythek-Laden. Unter der Rubrik Lebensmittelaromen gibt es einige Frucht- und Süßaromen. Die Auswahl ist nicht besonders groß, aber die Aromen sind ordentlich konzentriert (teilw. mit CBV vergleichbar, ansonsten wie Flavourart).

http://www.omikron-online.de

Aromen-Vielfalt/CBV

Ein Aromenhersteller aus Deutschland. Die Aromen sind hochkonzentriert und es empfiehlt sich, sie bei der ersten Anwendung 1:10 zu verdünnen. Diese verdünnten Lösungen können ähnlich wie Flavourart-Aromen eingesetzt werden. Sollte die erhaltene Lösung zu schwach sein, kann mit einer Verdünnung von 1:5 experimentiert werden. Die Aromenauswahl ist nicht ganz so umfassend wie bei Flavourart, aber eine gute Ergänzung dazu (Pflaume, Waldmeister, Waffelteig ...)

http://www.aroma-vielfalt.de/

www.dampfwagen.de

Inawera

Neben Flavourart-Aromen bietet Inawera auch eigene Aromen, welche in ähnlicher Stärke wie die von Flavourart angewendet werden können. Das Angebot an eigenen Aromen muss sich weder in puncto Vielfalt noch in Sachen Qualität vor Flavorarts verstecken.

http://www.inaweraflavours.com/en/

http://e-papierosy-shop.pl/

http://www.peleon.pl/

Peleon

Neben dem Weiterverkauf von FlavourArt und Inawera Aromen bietet dieser polnische Shop auch eine überschaubare Anzahl eigener Aromamischungen und Zusätze wie Mentholkristalle und Apfelsäure an.

http://www.peleon.pl/

Hangsen

Das Aroma der beliebten chinesischen Liquid-Marke kann auch pur gekauft werden. Es ist am besten mit 3-7% anzusetzen. Einziger bekannter Verkäufer in Deutschland ist ecig-tools.

http://www.ecig-tools.com

Cloud9Vaping

Neben einer Anzahl sehr exklusiver Dampfgeräte führt der britische Händler eine Auswahl an über 70 Aromen. Vorgeschlagene Konzentrationen sind 5-20%.

http://www.cloud9vaping.co.uk

Stockmeier

Der deutsche Fabrikant für Lebensmittelaromen bietet eine Vielzahl von Aromen an, jedoch nicht zum Kauf in Endverbrauchermengen. Allerdings ist der Bezug über Shops möglich. Die Aromen sind von der Stärke in etwa mit FlavourArt zu vergleichen.

www.Dampfwagen.de

HealthCabin

Der chinesische Händler vertreibt ein eigenes umfangreiches Aromenprogramm direkt aus China. Die Aromen sind mit 4-8% anzusetzen.

Blue mist Vaping

Neben einer extrem starken Nikotinbasis und fertigem Liquid verkauft die US-Amerikanische Firma sogenannte „Gourmet Flavours", mit über 240 Geschmacksrichtungen. Von Tabak über Kaugummi bis Krebsfleisch kann beinahe alles Denkbare gekauft werden.

Der Händler gibt selber keine konkrete Dosierungs-empfehlung, allerdings berichten erfahrene Benutzer in englischsprachigen Foren von Dosierungen mit 10-15%. Außerdem führt BMV im Bereich „Other DIY-Materials" eine Reihe anspruchsvollerer Aromastoffe, wie z.B. Ethyl Maltol und Menthol Kristalle.

http://shop.bluemistvaping.com/

Trägerflüssigkeit

Die drei entscheidenden Bestandteile der Trägerflüssigkeit - PG, VG, PEG - sind relativ einfach zu bekommen. Wer möchte, kann diese Substanzen frei in der Apotheke kaufen. Hierzu sollte man die CAS-Nummern der Flüssigkeiten angeben (so etwas wie die ISBN-Nummern für Apotheken).

Propylenglykol: 57-55-6
Glycerin: 56-81-5

Polyethylenglykol 400: 25322-68-3

Der Einkauf in der Apotheke zieht häufig die Frage nach sich: „Wofür brauchen Sie das denn?" Dies ist eine teilweise äußerst kritische Frage, da mancher Apotheker dem eRauchen ablehnend gegenübersteht und den Verkauf verweigert. Andere zeigen sich da eher aufgeschlossen. Wer kein Risiko eingehen will, sollte angeben, die Substanzen für selbst hergestellte Kosmetik zu benötigen. Alternativ gäbe es auch noch die Geschichte vom Chemiekasten des Sohnes oder Neffen …

Wer auf diese Schwierigkeiten verzichten will, kann die Substanzen auch online einkaufen. Hier eine Liste der bekannten Händler:

http://www.flavourartexpress.biz

http://beta.carlroth.com

http://www.omikron-online.de

http://www.totallywicked-eliquid.co.uk/

http://www.easy-eliquid.com/

http://www.aroma-vielfalt.de

http://www.inaweraflavours.com/en/

http://www.baccararose.de/

Tauschen:

Die Firma Flavourart bietet allein in ihrer Abteilung „süß" 93 Aromen. Dies zeigt, dass es schon eine ziemliche Herausforderung ist, alles zu probieren. Daher ist es für das Probieren der Aromen interessant, kleine Mengen Aroma oder Liquid mit anderen Mixern zu tauschen.

Für das Tauschen bieten sich Eppis/Reaktionsgefäße an. Diese sollte man bei Versand per Post jedoch zusätzlich am Deckel mit Tesafilm absichern und in Luftpolster einwickeln, da sonst der Inhalt bei der „liebevollen" Behandlung durch die Zusteller gerne mal zu Bruch geht. Dann erhält der Tauschpartner einen durchgeweichten und duftenden Briefumschlag in einer Plastiktüte mit der Mitteilung, dass die Sendung leider beschädigt wurde. Dies bedeutet für beide Tauschteilnehmer nur unnötigen Ärger und Frust.

Und wo wir gerade beim Thema Frust sind: Den kann man seinem Tauschpartner wirklich gut ersparen, wenn man die Aromen eindeutig beschriftet. Ich persönlich finde es wenig erbaulich, wenn aus einem Umschlag 5 Eppis purzeln und ich anfangen darf zu raten. Dann kommen auf Nachfrage beim Tauscher so tolle Unterscheidungsmerkmale wie „ein wenig mehr dunkel" oder so.

Wie ich es mache

Persönlich benutze ich zu einem großen Teil Einwegprodukte. Dies betrifft vor allem kleine Gefäße und alles, was mit Aromen in Kontakt kommt sowie dem genauen Abmessen kleinerer Mengen Flüssigkeit.

Als Gefäße für Liquidtestmischungen dienen Reaktionsgefäße mit 1,5ml Volumen, unter Dampfern Eppis genannt. Diese kosten etwa 1-4 Cent das Stück und sind dank angeschweißter Kappen einfach zu verschließen. Zum Abmessen von Aroma nehme ich Spritzen verschiedener Größe in Kombination mit Kanülen von mindestens 1mm Durchmesser, da sonst die Liquids zu schlecht aufziehbar sind. Die Basis messe ich meist mittels geeichter Messbecher und –zylinder ab, die hiefür reserviert sind.

Größere Portionen von Mixliquids und Aromenmischungen bereite ich in 5-10ml Spritzen zu, da man so exakt das Mischungsverhältnis ablesen und kontrollieren kann. Die Spritzen für die Aromen werden nach dem Anfertigen und eventuellen Nachschärfen der Liquids entsorgt mit wenigen Ausnahmen, die ich mit frischer Kanüle zum Befüllen meiner Depots verwende. Diese wandern nach spätestens einer Woche ebenfalls in den Müll, um einen hygienischen Umgang mit den Liquids zu gewährleisten.

Für das Vermischen von verschiedenen Liquids in den Eppis benutze ich Einwegpipetten mit 3ml-Volumen. Diese werden in 500er oder 1000er-Kartons verkauft. Aus den Pipetten tropfe ich entsprechende Mengen in den Eppis zusammen. Da ich häufig verschiedene Mischungen auf einmal ansetze, nehme ich die 3ml-Variante, um nur einmal auffüllen zu müssen. Diese wird nach jeder Mischaktion entsorgt.

Für die einzelnen Aromaliquids benutze ich 30ml royalblaue Apothekerglasflaschen mit kindersicherem Verschluss. Die Liquids sind somit sicher gegen Licht und Sauerstoff sowie gegen Zugriff meiner kleinen Tochter geschützt. Die Aromen bewahre ich in 40ml Schraubcontainern aus PET auf, die steril hergestellt wurden und regelmäßig erneuert werden.

Aromen, Basis und fertige Liquids lagere ich im Keller, wobei die vorgefertigte Basis je nach Menge in Glasflaschen oder Kanistern mit Warnetiketten aufbewahrt wird.

Als Nikotinbasis benutze ich je nach Preislage 36 bis 54mg/ml, die ich für den Eigenbedarf auf 12mg/ml heruntermische, halte aber immer etwas unverdünnte Lösung im Vorrat, falls ein befreundeter Dampfer Liquids mit höherem Nikotingehalt von mir möchte.

Als Basis verwende ich eine Mischung aus 50% VG, 35% PG und 15% Wasser. Diese Mischung hat für mich den Vorteil, dass es sich sehr angenehm dampft, wenig Eigengeschmack besitzt und trotz des relativ hohen Wasseranteils noch immer eine große Menge Dampf erzeugen kann. Nachteil der Mischung ist ein reduzierter Flash und ein größerer Aromenanteil. Ich bevorzuge Aromen, die maximal 10% Konzentration im Liquid benötigen. Dünnere Aromen finde ich unpraktisch, da sie die Liquidbasis zu stark verdünnen. Entweder versucht man mit dem Ergebnis zu leben oder man muss entsprechend mit konzentrierter Nikotinbasis nachschärfen. Alles wenig befriedigend. Allerdings mache ich für besondere Aromen Ausnahmen.

Frischerhaltene Aromen mische ich zu 30 ml Aroma an, was mir genügend Vorrat für Experimente und persönlichem Verbrauch verschafft. Das restliche Aroma steht dann Tauschgeschäften oder Liquidinteressenten zur Verfügung.

Nach dem Anmischen der Liquids lasse ich diese ca. eine Woche bei Zimmertemperatur reifen. Erst danach wird verkostet und die Aromastärke angepasst.

Alle Mischutensilien bewahre ich in einem Kunststoffrollschrank auf, mit Schubladen, die sich perfekt für meine Schraubcontainer eignen. Dieser steht lichtgeschützt und kühl im Keller, wo sich auch mein „Laborplatz" befindet.

Gefahrstoffetikett für Vorratsflaschen:

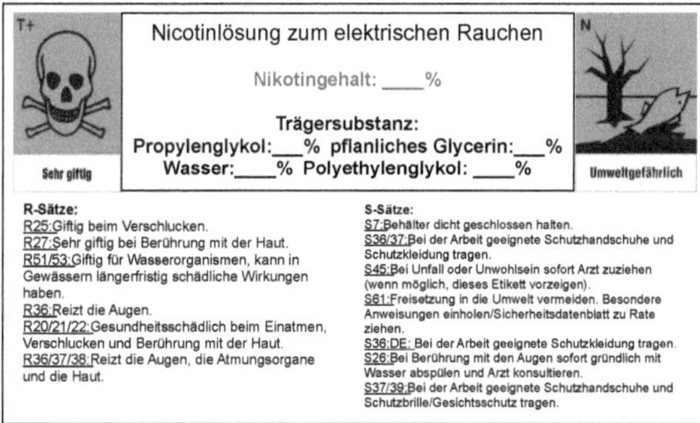

Etiketten zum Ausdrucken finden Sie auf unserer Webseite unter http://liquid-alchemie.de als pdf.

Mischungstabelle Basis:

	6	8	10	12	16	18	24	36	48	54
6	0	x0,3	x0,6	x1	x1,6	x2	x3	x5	x7	x8
8		0	x0,25	x0,5	x1	x1,25	x2	x3,5	x5	x5,75
10			0	x0,2	x0,6	x0,8	x1,4	x2,6	x3,8	x4,4
12				0	x0,3	x0,5	x1	x2	x3	x3,5
16					0	x0,125	x0,5	x1,25	x2	x2,375
18						0	x0,3	x1	x2,6	x2
24							0	x0,5	x1	x1,25

Verdünnungsfaktor: Wer Beispielsweise aus einer 48mg/ml Nikotinbasis ein 12mg/ml-Liquid machen möchte, der muss die dreifache Menge des 48er an 0er-Basis zufügen. Also kommen auf 10ml 48er 30ml von der 0er-Basis.

Mischungstabelle Aromen

Eine Mischtabelle für Aromen findet ihr auf meiner Webseite **http://liquid-alchemie.de**

Dazu leckere Rezepte zum Nachschlagen. Jeder der möchte kann seine eigenen Rezepte auf der Seite veröffentlichen.

Ebenso befindet sich ein Lexikon für Aromen im Aufbau. Ziel ist es eine Datenbank mit Rezepten und praktischen allen dampfbaren Aromen den Dampfern zur Verfügung zu stellen. Rein sehen lohnt sich.

Weitere Links für Dampfer

Dampftests bei youtube

http://www.youtube.com/user/Dampferhimmel

http://www.youtube.com/user/vanderzarth

Blogs

http://herkules4.de/Dampferblog/

http://www.dampfzeichen.de

Foren

www.e-rauchen-forum.de

http://www.dampfertreff.de